AF474656

DE
LA TUMEUR BLANCHE
DU GENOU.

IMPRIMERIE DE Mme HUZARD (NÉE VALLAT LA CHAPELLE),
Rue de l'Eperon, n° 7.

DE

LA TUMEUR BLANCHE

DU GENOU,

ET

DE LA MANIÈRE DE LA GUÉRIR

SPÉCIALEMENT PAR LE MURIATE DE BARYTE;

PAR

SIRUS PIRONDI,

DOCTEUR EN MÉDECINE DE LA FACULTÉ DE MONTPELLIER.

DEUXIÈME ÉDITION.

Nec posse vehementi malo, nisi
æque vehemens auxilium succurrere.
CELS., *lib. II*, *cap. XI.*

PARIS,

LIBRAIRIE DES SCIENCES MÉDICALES

DE JUST ROUVIER ET E. LE BOUVIER,

8, RUE DE L'ÉCOLE DE MÉDECINE.

1836.

A

M. LISFRANC,

Chirurgien en chef de la Pitié.

La plupart des idées émises dans cet opuscule ont été recueillies à vos sages leçons; et si la nouvelle méthode que je propose pour la guérison d'une maladie, à la fois si commune et si opiniâtre, est adoptée, c'est encore à vous que l'humanité en sera redevable.

Sous ce double rapport, mon travail doit vous être offert; puissiez-vous y voir une faible marque de ma reconnaissance, pour la bienveillante amitié dont vous m'avez honoré pendant mon long séjour à Paris.

SIRUS PIRONDI.

Marseille, le 26 *mai* 1836.

AVANT-PROPOS.

Le travail que je fais réimprimer aujourd'hui a été présenté pour la première fois, en 1833, à l'École de médecine de Montpellier. La circonstance qui me le dicta alors ne me permettait pas d'entreprendre une monographie de la maladie que je voulais traiter, et, d'ailleurs, mon but principal était d'insister sur le traitement, et de démontrer, sur ce point, les avantages que nous offre la doctrine rasorienne.

L'accueil bienveillant qu'on a accordé à mon

premier essai, et, surtout, le résultat des expériences entreprises dans un des grands hôpitaux de Paris, m'engagent à en livrer maintenant au public la seconde édition. Peut-être aurait-il fallu en rendre la première partie plus complète; mais j'avoue que, pour cette fois encore, préoccupé spécialement de la thérapeutique de la tumeur blanche, j'ai cru suffisant, quant à la partie descriptive, de résumer ce qui en a été dit par les autres, joint au peu que j'ai pu moi-même observer. Toutefois, j'y ai ajouté plusieurs observations qui, accompagnées par quelques réflexions, serviront, je l'espère, à mieux développer la méthode que nous avons voulu décrire, en même temps qu'elles feront mieux comprendre la doctrine dont j'ai voulu donner une idée.

Quant au muriate de baryte en particulier, je crois devoir observer ici que nous l'employons, d'après Rasori, contre toute espèce d'affection scrofuleuse, quelle que soit la forme qu'elle revêt; et que les succès obtenus par ce mode de traitement sont extrêmement remarquables. Nous avons administré ce sel, guidés toujours par les mêmes principes, dans des cas d'ophthalmies scrofuleuses, d'engorgemens glandulaires, d'ulcères opiniâtres, etc.; et constamment j'ai vu ces différentes affections disparaître, sous son influence, plus promptement que par aucune autre médicamentation.

Il eût été conséquemment indifférent de spécifier l'emploi de ce remède contre l'une ou l'autre de ces affections, puisque son action est toujours la même, et que les mêmes principes doivent en diriger l'usage. Cependant, j'ai préféré traiter en particulier des tumeurs blanches, car on ne saurait nier que ces sortes de maladies ne soient les plus graves de toutes celles que peut déterminer l'habitude scrofuleuse.

Parmi toutes les articulations, la *tibio-fémorale* est celle qui est le plus fréquemment atteinte de tumeur blanche, et la maladie s'y présente ordinairement avec beaucoup de gravité : ce qui s'explique autant par la structure anatomique que par les fonctions que doit remplir cette articulation. La plupart donc des observations que j'ai pu recueillir, appartenant à cette espèce, j'ai pensé en parler d'une manière spéciale, d'autant plus que le traitement sera toujours le même pour toute tumeur blanche, à peu de changemens près, selon les localités; et d'ailleurs, une méthode qui réussit dans des cas graves ne peut manquer de succès dans ceux qui présentent moins de gravité.

J'ai cru aussi devoir insérer, à la fin de cet essai, les conséquences pratiques auxquelles est arrivé M. Lisfranc, en expérimentant la méthode que nous proposons. La grande renommée dont jouit ce savant chirurgien m'a fait un devoir de consigner ici son opinion, quelles que soient les légères nuances qui la font différer de la nôtre. On aura ainsi une nouvelle preuve que toute méthode curative, si bonne qu'elle soit, ne peut être appliquée *sur tous* et *par tout*, sans subir quelques modifications, suivant le climat sous lequel on les emploie, et selon, par conséquent, le tempérament des malades. Au reste, il ne faudrait pas croire que dans tous les cas des tumeurs blanches que nous avons eues à traiter on ait pu toujours porter le muriate de baryte à des doses aussi élevées (deux gros). Ce sont là, au contraire, des cas extrêmement graves qu'on a rarement lieu d'observer, et c'est précisément ce qui m'a fait préférer les observations que j'ai consignées ici à toutes celles que j'ai pu recueillir sur cette importante matière.

Je désire que les praticiens puissent trouver un puissant secours thérapeutique dans le muriate de baryte, administré à haute dose contre toutes les affections scrofuleuses, et en particulier contre celles dont nous nous occupons ici; et je ne doute pas que ce vœu ne soit complètement satisfait, s'ils veulent entreprendre quelques expériences d'après les régles que nous avons établies.

DE

LA TUMEUR BLANCHE

DU GENOU.

PREMIÈRE PARTIE.

Définition et Symptômes.

La maladie des articulations, appelée communément *tumeur blanche*, a été décrite par les auteurs sous différentes dénominations : *Tumeur froide*, *tumeur lymphatique*, *tumeur scrofuleuse*, *fausse ankylose*, *fongus articulaire* (articulorum fungus); voilà autant d'expressions différentes par lesquelles on a voulu la désigner. Chaque écrivain a cru, par un nouveau nom, marquer une espèce particulière de cette affection; mais n'ayant jamais précisé bien nettement les différences dont ils voulaient parler (différences qui ne dépendent le plus souvent que du degré plus ou moins avancé de la maladie), on peut régarder tous ces termes comme des *synonymes*, et se servir indifféremment de l'un ou de l'autre. Il est préférable cependant d'employer le mot *tumeur blanche;* ce n'est pas qu'il soit le plus propre, mais il est le plus usité.

Une articulation est dite atteinte de tumeur blanche, lorsqu'à la suite d'une douleur profonde, peu intense au commencement, elle est peu à peu enveloppée par une tuméfaction plus ou moins lente dans sa marche, tantôt molle et compressible, tantôt dure et élastique, offrant une peau tendue, sans aucune altération dans sa couleur, et sillonnée par des veines livides et dilatées. Les mouvemens de l'articulation sont très bornés et souvent même impossibles, attendu les souffrances occasionées aux malades par le moindre frottement des surfaces articulaires.

Cette maladie attaque presque toujours les grandes articulations, et particulièrement les *ginglymoïdales* (on la voit rarement dans les orbiculaires, à l'exception cependant de l'articulation du fémur avec l'os iliaque, où elle est assez fréquente); et parmi les articulations en *ginglyme*, celle qui en est le plus fréquemment frappée, c'est la *tibio-fémorale*.

La tumeur blanche du genou n'envahit pas cette articulation constamment de la même manière. Parfois, en effet, des signes précurseurs peuvent faire présumer quelle sera la maladie qu'on aura bientôt à combattre, tandis que, dans d'autres circonstances, l'affection paraît soudainement; et l'on possède assez d'exemples d'individus qui se sont couchés en parfaite santé, et qui, à leur réveil, ont trouvé un de leurs genoux affecté d'un gonflement considérable, et non de nature rhumatismale, comme on pouvait le croire d'abord, mais présentant les principaux caractères de la véritable tumeur blanche.

Depuis l'invasion de la maladie jusqu'au délabrement qu'elle produit dans toute l'économie, les phénomènes que l'on observe peuvent être partagés en trois périodes.

Première période. La tuméfaction de l'article est ordinairement précédée par une douleur plus ou moins profonde, qui paraît se fixer d'abord au côté interne du genou, et dont l'intensité est très variable; quelquefois elle ne se fait sentir que pendant certains mouvemens ou sous une compression assez forte; d'autres fois, on souffre au moindre déplacement des surfaces, et la marche est rendue difficile, sinon impossible, dès les premiers momens.

Quelque temps après l'apparition des premières douleurs, le genou commence à grossir; d'abord cette tuméfaction n'embrasse pas toute l'articulation, elle ne paraît qu'aux environs de la rotule, et surtout aux parties latérales du ligament rotulien inférieur. Ses progrès sont ordinairement lents, et les douleurs qui l'accompagnent ne sont pas toujours proportionnées à l'intensité du gonflement. Il convient même de remarquer que tantôt les douleurs sont plus fortes au début de la maladie que dans la suite; d'autres fois, au contraire, elles semblent augmenter de jour en jour et s'étendre aux parties environnàntes.

La tumeur plus ou moins bien circonscrite est parfois assez molle pour figurer une véritable fluctuation, si l'on ne l'examine pas avec beaucoup d'attention; et si, trompé par l'apparence, on pratique une incision sur sa partie la plus élevée, l'expérience a prouvé qu'il n'en sort qu'une substance *mollasse* et pulpeuse, imbibée d'un fluide visqueux.

La chaleur de la partie n'est presque pas augmentée; la peau conserve, à peu d'exceptions près, sa couleur naturelle; seulement, à cause de sa tension, elle devient lisse et luisante.

Presque aussitôt que les mouvemens de l'articulation commencent à être gênés, la jambe se fléchit peu à peu sur la cuisse, formant avec elle un angle plus ou moins obtus. Cette flexion, à la vérité, n'est pas constante, mais on peut ajouter qu'on observe rarement des tumeurs blanches du genou dans lesquelles la jambe reste étendue.

Pendant la première période, il est rare que l'état général des malades soit empiré, à moins que leur santé ne fût délabrée avant l'invasion de la maladie. Ils n'éprouvent qu'un peu d'inquiétude qui est augmentée vers le soir. La durée de cette période est très variable; la tumeur reste quelquefois des semaines et des mois entiers, sans éprouver le moindre changement.

Seconde période. Mais tout à coup, et sans que le malade sache le plus souvent à quoi l'attribuer, l'articulation affectée devient le siége de douleurs de plus en plus fréquentes et pour ainsi dire continuelles; et souvent ces douleurs ne se bornent pas à l'articulation *tibio-fémorale*, elles se font sentir jusque dans la *tibio-tarsienne* (1). L'intumescence des parties s'accroît; le creux du jarret s'engorge et se remplit; la dureté de la tumeur augmente d'abord pour diminuer ensuite; les muscles de la cuisse et surtout ceux de la jambe dépérissent, ce qui fait paraître la tumeur plus

(1) M. Blandin a remarqué (Concours pour une chaire de clinique externe), que toute tumeur blanche articulaire entraîne des douleurs dans l'articulation immédiatement inférieure. J'ai constaté le fait dans la plupart des cas.

volumineuse qu'elle ne l'est réellement. Les glandes du pli de l'aine s'engorgent et se tuméfient; l'infiltration gagne quelquefois tout le membre.

Des abcès se forment dans différens points de la tumeur; la peau qui les recouvre, distendue à l'excès, s'enflamme et s'ulcère; les ouvertures deviennent fistuleuses, et donnent issue à une collection plus ou moins copieuse de *synovie* altérée et de matière *ichoreuse;* la sortie de cette matière n'apporte que peu de diminution dans le volume de la tumeur. Au moment de cette première évacuation, la matière expulsée est presque inodore, mais d'autres collections purulentes sont bientôt formées; et si les premières ouvertures se sont fermées spontanément, ce qui a lieu quelquefois et d'une manière prompte, d'autres s'ouvrent et laissent couler une sanie ténue qui devient de plus en plus fétide, et qui entraîne parfois avec elle de petits fragmens osseux.

Troisième période. Dès ce moment, l'état général des malades devient de plus en plus alarmant. Pendant la période précédente, ils n'ont éprouvé ordinairement que du malaise, du dégoût, de l'insomnie, et ont offert un peu de fréquence dans le pouls; mais, aussitôt la formation et l'ouverture de ces derniers abcès, le malaise, le dégoût et l'insomnie augmentent; la digestion est pénible; la fièvre continue ou rémittente prend le caractère hectique : enfin, des sueurs nocturnes abondantes et des évacuations alvines trop libres et colliquatives épuisent les forces et consomment bientôt la ruine du malade.

La marche de cette dernière période est d'autant plus rapide, que l'ouverture de l'articulation a eu lieu plus près du foyer de la maladie.

Tels sont ordinairement les symptômes qui se succèdent dans cette affection, lorsqu'on ne s'oppose à leur développement par aucun secours thérapeutique (1).

DIAGNOSTIC DIFFÉRENTIEL.

La description de la maladie telle que nous venons de la donner, et comme on la trouve, au reste, dans la plupart des auteurs, n'est pas assez exacte pour qu'on ne puisse confondre cette affection avec d'autres qui attaquent la même articulation, et qui, à certaines époques, nous présentent à peu près les mêmes symptômes.

C'est ainsi, par exemple, qu'à la suite d'une

(1) Je n'ai point fait mention du déplacement qui peut avoir lieu entre les surfaces articulaires, et dont quelques auteurs ont beaucoup parlé, attendu que ce phénomène est rare.

chute ou d'une violence quelconque, il peut y avoir, ou une *arthrite*, ou un simple *épanchement* de synovie. (Nous laissons de côté les cas où il y aurait plaie, car alors le diagnostic ne sera pas difficile.) Si l'on est appelé au moment même de l'accident, les signes commémoratifs, et l'inflammation assez vive qui se développe sur la partie, peuvent éclairer suffisamment le praticien, pour qu'il ne puisse se tromper sur la nature de l'affection qu'il a à traiter; mais si, par l'insouciance du malade ou par toute autre circonstance, on est appelé un peu tard, l'inflammation aura passé à l'état chronique; il y aura eu, peut-être, formation d'un abcès au dessous des parties molles engorgées, et le genou présentera la peau *blanche* et *tendue*, de la *mollesse*, de l'*élasticité*, etc., ce qui se voit également pendant la première période de la tumeur blanche.

Ces affections, à la vérité, peuvent finir par dégénérer en tumeurs blanches, si, comme nous le verrons dans la suite, l'individu est attaqué par le *vice scrofuleux;* mais, dans les cas ordinaires, on finit par les vaincre à l'aide du traitement qui leur est propre; et il serait alors inutile, sinon dangereux, de soumettre ces malades à une thérapeutique active, lorsque, par un simple coup de *bistouri*, on peut obtenir quelquefois leur guérison.

Quand on a à prononcer sur la nature d'une tumeur située à l'articulation *tibio-fémorale*, après s'être informé des différentes circonstances qui peuvent avoir précédé ou accompagné le développement de la maladie, il ne reste qu'à faire usage du *toucher;* ce n'est qu'à l'aide de ce sens qu'on peut obtenir un diagnostic sûr, car l'aspect seul de la tumeur est souvent insuffisant.

Les engorgemens du genou, suite d'une inflammation aiguë, gardent ordinairement l'empreinte du doigt, lorsqu'on les presse tant soit peu ; et lorsque l'inflammation a été produite par une violence extérieure, la tumeur présente un point de sa surface qui est plus dur que tous les autres ; l'état de mollesse augmente à mesure qu'on s'éloigne de ce point, et s'étend autour de lui, le plus souvent, en zones. La tuméfaction, en outre, est plus égale ; il est rare qu'elle présente les *bosselures* qu'on remarque dans les tumeurs blanches.

Comme nous le verrons dans l'article suivant, toute tumeur blanche du genou est toujours accompagnée d'un épanchement plus ou moins considérable de synovie : ce fluide épanché, joint à l'état de mollesse que nous présentent ordinairement ces tumeurs, peut en imposer pour une simple hydropisie de l'articulation ; et, d'un autre côté, ces mêmes hydarthroses, entourées de parties molles engorgées, ont pu simuler quelquefois des tumeurs blanches. Les signes tirés de l'état général du malade sont ici d'un grand secours, et je ne crois pas qu'il y ait aucun caractère bien distinctif entre ces deux affections, au moins à leur début, si ce n'est que, dans l'hydropisie de l'articulation du genou, les douleurs sont toujours plus fortes au commencement de la maladie que dans la suite.

Consécutivement à la suppression subite d'une blennorrhagie, on voit parfois un des deux genoux être entouré d'un gonflement considérable, ayant extérieurement quelque analogie avec la tumeur blanche; Dupuytren, notamment, en a fait remarquer plusieurs cas. La cause de la maladie étant connue, il est difficile d'en déduire un diagnostic erroné.

Il y a des cas enfin où l'on a besoin de s'assurer s'il y a seulement hydropisie ou épanchement purulent aux environs de l'articulation.

Lorsque le pus siége en avant de la rotule ou en arrière dans l'espace poplité, la chose est facile à connaître, pour peu qu'on ait le tact exercé; il n'en est pas de même si le pus existe ailleurs. Cependant, en faisant ramasser avec la paume des mains les parties latérales du genou, si le liquide se trouve dans l'intérieur de l'articulation, il est évident que la rotule sera portée en avant;

dans le cas contraire, le liquide passera au devant de cet os et pourra être facilement senti. Au reste, règle générale, si la matière épanchée est dans l'intérieur de l'articulation, en pratiquant le toucher dans différens sens, il sera aisé de la faire passer ou de gauche à droite, ou de haut en bas, ou d'arrière en avant, etc.; ce qui ne pourra jamais avoir lieu, de la même manière au moins, si l'épanchement existe hors de la cavité articulaire.

Mais, lorsque la flexion de la jambe sur la cuisse empêche de tirer aucun signe du déplacement de la rotule, le meilleur moyen pour s'assurer si le liquide se trouve en dehors ou en dedans de l'articulation est celui que M. Lisfranc indique dans ses leçons de clinique à l'hospice de la Pi tié (1). « Il est de fait, observe-t-il, que la moi-

(1) En faisant *ses spécialités* sur quelques points de pathologie chirurgicale, M. Lisfranc a parlé, dans le courant de l'année dernière (1832), de la *fluctuation en général.* Je ne crois pas déplacé de répéter ici quelques unes de ses remarques; d'autant mieux qu'elles se rapportent, en grande partie, à la manière de pratiquer le toucher.

« Les signes par lesquels on arrive à reconnaître l'exis-
» tence de foyers purulens se divisent entre ceux qui
» indiquent : 1° que le pus se formera; 2° qu'il se forme;
» 3° qu'il est formé.

» 1°. Lorsque la cause irritante a été forte, que l'affection
» existe dans un lieu environné de tissu cellulaire, et que

» tié postérieure des faces latérales de la capsule
» fibreuse ne peut prêter à l'extension par aucun liquide qui y soit contenu : par conséquent, toutes les fois que la fluctuation sera bien manifeste à l'une de ces deux régions, il est évident que le liquide existera en dehors de cette capsule. »

Il est presque inutile d'ajouter qu'une fois qu'on a déterminé si l'épanchement se trouve en

» l'individu est sanguin, on a des raisons de craindre que » la maladie ne se termine par la suppuration.

» 2°. Si l'inflammation a persisté pendant sept ou huit » jours et plus, si la douleur est pulsative, et si le » malade, en outre, éprouve de la chaleur à la plante des » pieds et à la paume des mains, on pourra présumer » que le pus se forme.

» 3°. Enfin, si la douleur est gravative, s'il existe de la » mollesse au milieu de la tumeur, que la peau se soit » amincie, etc., etc., il y aura tout lieu de croire que le » pus est formé; nous en acquerrons la certitude par le » toucher : examinons donc les manœuvres nécessaires » pour bien toucher.

» Il faut d'abord faire fixer la partie sur laquelle on » doit agir, et bien assujettir la tumeur; ce qui a l'avantage de ramasser le fluide qui peut se trouver épars, et » de le rapprocher du centre. *A*. Appliquant ensuite la » main à plat contre une face de la tumeur, on frappe le » côté opposé avec un ou plusieurs doigts; quelquefois, » par ce moyen, on perçoit la sensation très distincte d'un dehors ou en dedans de l'articulation, on sait si l'on a affaire à une hydarthrose ou à une collection purulente.

Il serait assez important aussi, avant de commencer le traitement des tumeurs blanches, de pouvoir distinguer celles qui débutent par les parties molles de celles qui ont leur siége primitif sur les os, car cette distinction peut amener à insister plus ou moins dans le traitement local; mais il est difficile d'établir, sur ce point,

» liquide qui vient frapper contre la paume de la main, » mais souvent on n'obtient rien du tout. *B*. On doit alors » appliquer légèrement la face palmaire des deux mains » sur des parties opposées de la tumeur; on pousse douce- » ment avec l'une d'elles, et l'autre est soulevée par la » colonne du liquide. *C*. Un troisième moyen, enfin, » consiste à presser successivement sur la face supérieure » de la tumeur avec le bout palmaire des trois doigts du » milieu, tenant écartés le pouce et le petit doigt; l'ex- » ploration faite de cette manière n'est pas toujours » infaillible. Pelletan préférait donner un coup sec sur la » tumeur, en se servant des trois doigts du milieu; de cette » manière, on approche la paroi antérieure du foyer de » la postérieure; on en est averti par une sensation de » *dureté;* il faut alors cesser tout à coup la compression » sans abandonner la peau; le liquide, qui avait été d'a- » bord refoulé vers la circonférence de la tumeur, revient » promptement au centre, et produit sur la main une » sensation qui ne peut être équivoque. »

un diagnostic positif. Le signe caractéristique (la dureté), qu'on a voulu donner à la seconde espèce de ces tumeurs, peut aussi bien être vérifié dans la première; car, si l'on en excepte la tumeur blanche dite *fongueuse*, qui est toujours molle, toutes les autres présentent une consistance souvent peu différente; et le gonflement des os est très bien simulé par des engorgemens tellement durs, qu'on dirait que la peau recouvre des cailloux. On n'est détrompé que lorsque, par les progrès du traitement, le ramollissement se manifeste, et la tumeur devient mobile sur les os dont on la croyait une dépendance. Mais encore une fois, ce n'est qu'après que le traitement a commencé à produire ses effets qu'on peut éclaircir ce point de diagnostic.

ÉTAT PATHOLOGIQUE.

Les altérations organiques qu'on observe au genou, à la suite d'une tumeur blanche, sont sujettes à de nombreuses variétés dépendantes de l'ancienneté de la maladie. Nous noterons les principales qu'on peut classer en trois degrés, correspondant chacun à l'une des trois périodes dont nous avons parlé.

Premier degré. La peau blanche et luisante est amincie et couverte par des veines dilatées. Le tissu cellulaire sous-cutané, d'un blanc terne, est souvent hypertrophié et imbibé d'une humeur glaireuse. Le paquet graisseux, qui entoure ordinairement le ligament rotulien, est parfois le siége d'une tuméfaction qui donne lieu à deux petites tumeurs élastiques placées aux bords latéraux de ce ligament. Plus profondément des flocons de tissu cellulaire devenu jaûnâtre sont séparés par des lames celluleuses abondant en vaisseaux sanguins, rouges, épaissies et ramollies; plus avant encore, on trouve des granulations blanches, assez semblables à des tubercules. On arrive enfin à une masse blanche, lardacée, plus ou moins consistante, formée en grande partie par les ligamens de l'articulation (1).

Dans ce degré, les parties profondes peuvent présenter deux états bien différens : dans l'un, la capsule synoviale n'a éprouvé aucun changement, la synovie seulement est un peu plus abondante que dans l'état normal; les cartilages et les os n'offrent aucune lésion : dans l'autre, on trouve les extrémités articulaires gonflées, ramollies, les cartilages ulcérés; la synoviale, d'un rouge brun, est remplie d'un liquide séro-sanguinolent. On

(1) Lisfranc, *Gazette médicale* de 1835, page 264.

est presque étonné de trouver tant de lésions profondes avec si peu de changemens dans les parties superficielles.

Second degré. Plus tard, les muscles de tout le membre sont en partie atrophiés, et le tissu cellulaire qui forme leurs gaînes est plus ou moins infiltré; les nerfs sont plus consistans que dans l'état naturel. La capsule fibreuse et les ligamens croisés sont quelquefois détruits presque en entier; alors les extrémités osseuses ne sont encore que gonflées et un peu ramollies. Mais d'autres fois leur ramollissement est tel qu'on peut facilement introduire le scalpel dans leur épaisseur; en mouvant les surfaces articulaires en sens opposé, on obtient une sensation et un bruit de crépitation, comme si l'on frottait l'un contre l'autre deux morceaux de porcelaine (1). La carie est très avancée, les cartilages à moitié détruits peuvent être détachés sans effort des parties qu'ils recouvrent; et on trouve alors la capsule fibreuse, les ligamens inter-articulaires, et même la membrane synoviale, sinon parfaitement sains, du moins ayant encore très peu souffert.

Troisième degré. A cette époque, la suppuration a détruit presque tous les tissus. Il est im-

(1) Lisfranc, *loco citato.*

possible de distinguer si les altérations organiques sont plus intenses aux parties dures qu'aux parties molles de l'articulation. En réunissant par des incisions les ouvertures fistuleuses qui existent ordinairement à la peau, on trouve une espèce de bouillie plus ou moins purulente et fétide, au milieu de laquelle on ne peut souvent distinguer les différentes parties qui composaient auparavant l'articulation.

La capsule fibreuse offre l'aspect d'un tissu froissé et déchiré; on n'aperçoit aucune trace de membrane synoviale; il y a à peine quelques restes des ligamens croisés; les cartilages sont détruits en entier dans quelques points, et, dans d'autres, ils sont parfois transformés en un tissu *fongueux* et *rougeâtre* de consistance variable (1). Les extrémités osseuses présentent d'ordinaire un volume plus considérable que dans

(1) Dans le cas où les cartilages articulaires ont subi une semblable transformation, toute l'articulation malade donne au toucher la sensation d'un tissu mou, spongieux, comme si l'on palpait un lipome. La tumeur est composée d'un tissu rougeâtre, comme érectile, parsemée d'une plus ou moins grande quantité de petites granulations blanches, et ayant l'aspect du tubercule; elle s'abcède alors très facilement, et donne issue à un pus sanieux et grisâtre.

M. Lisfranc a été le premier à décrire cette variété, à laquelle il a donné le nom de *tumeur fongueuse*.

l'état normal; Roussel, Crowther et quelques autres n'admettent pas cette altération; S. Cooper dit qu'elle est très rare; mais, sans vouloir nier les cas particuliers qu'ils auront observés, on peut avancer que ce n'étaient là que des exceptions à ce que l'on trouve généralement.

Dans quelques points, le périoste est entièrement détruit, dans d'autres il a augmenté de densité. Enfin, la carie a rongé plus ou moins profondément les extrémités fémorale et tibiale et a produit sur leur surface quelques *digitations*, en détachant de petits fragmens osseux que l'on trouve encore au milieu de l'articulation ou qui ont été expulsés par la suppuration.

Quelques auteurs prétendent que le tibia est toujours plus carié que le fémur; plusieurs disent, au contraire, que les *condyles* du fémur sont ordinairement plus endommagés par la carie que les *tubérosités* du tibia. J'ai eu occasion d'assister à plusieurs autopsies de tumeurs blanches du genou, et il m'a toujours été impossible de distinguer, des deux extrémités osseuses, quelle était la plus cariée. A plus forte raison, je n'ai jamais vu de ces cas rapportés par Roussel, où la *surface articulaire du fémur ne présente pas un seul point raboteux, quoique celle du tibia soit très endommagée.*

CAUSE, NATURE ET PRONOSTIC
DE LA MALADIE.

Lorsqu'on lit, dans certains auteurs, le nombre des causes qu'ils admettent comme propres à donner lieu à la formation des tumeurs blanches, on est étonné que cette maladie ne soit pas partout *épidémique*. D'abord, on a beaucoup accordé aux causes externes accidentelles, comme les chutes, les coups, une distension violente, un exercice trop long-temps prolongé, etc. Volpi est allé jusqu'à affirmer (1) que, sans le secours d'une de ces violences extérieures, les autres causes que nous allons énumérer sont *insuffisantes*. Ensuite, on a admis que le rhumatisme, les diathèses scrofuleuse et cancéreuse, le scorbut, l'infection vénérienne invétérée, la rétrocession des exanthèmes, l'épuisement général des forces, etc., étaient autant de causes internes pouvant produire des tumeurs blanches.

Pour répondre à ceux qui veulent trop accorder aux causes extérieures, il suffit de remarquer que, dans la moitié des cas au moins, la maladie se développe, sans que la personne qui en

(1) *Saggio di osservazioni e di esperienze.* Vol. 12, p. 3.

est atteinte se rappelle avoir souffert la moindre violence sur la partie affectée.

D'un autre côté, lorsqu'on réfléchit sur les faits suivans :

1°. Que le tempérament lymphatique est le plus exposé aux tumeurs blanches ;

2°. Que ces tumeurs sont plus fréquentes dans l'enfance et dans la jeunesse que dans l'âge adulte, et, à plus forte raison, que dans la vieillesse, où je ne sais pas même si l'on en a jamais vu ;

3°. Que les femmes en sont plus fréquemment atteintes que les hommes ;

4°. Que l'habitation sous un climat froid et surtout humide ; que la mauvaise nourriture, et certaines professions qui obligent les individus à avoir souvent leurs extrémités inférieures plongées dans l'eau, prédisposent singulièrement à la maladie ; circonstances qui, toutes réunies, déterminent la *constitution scrofuleuse*.

Lorsqu'on pense, enfin, que la marche des tumeurs blanches est toujours la même ; que les phénomènes morbides qui les accompagnent et les lésions organiques qui les suivent sont toujours identiques, quelle que soit l'articulation sur laquelle ces tumeurs se montrent ; toutes ces considérations autorisent à croire que cette maladie n'a, à proprement parler, qu'une seule *cause efficiente* : le vice scrofuleux.

Il peut se faire que quelquefois la constitution scrofuleuse du malade soit compliquée par les virus syphilitique, psorique ou autre; mais on ne doit tenir compte de ce fait que comme *circonstance concomitante*; et toutes les fois qu'une irritation quelconque, rhumatismale, par exemple, se fixera sur l'articulation du genou, de deux choses l'une : ou la constitution du malade est scrofuleuse, et il pourra y avoir, dans la suite, formation d'une tumeur blanche (l'irritation rhumatismale aura été, ici, cause occasionelle); ou l'individu est doué d'une bonne constitution, et, dans ce cas, on ne pourra avoir affaire qu'à une arthrite ordinaire.

Concluant maintenant, d'après les symptômes, les lésions organiques et les causes de cette maladie, nous dirons que :

1°. La tumeur blanche du genou consiste dans un engorgement des tissus mous articulaires ou des extrémités osseuses elles-mêmes, affectant une marche lente et chronique. Cet engorgement, dont la forme particulière est déterminée par l'habitude scrofuleuse, est, dans tous les cas, de nature inflammatoire; mais tantôt l'inflammation est manifeste, tantôt elle est obscure et latente.

2°. Cette inflammation est souvent le produit

d'une irritation directe dépendante du vice-scrofuleux, et alors la maladie se développe *spontanément ;* parfois aussi elle est d'abord suscitée par une cause irritante extérieure, et est modifiée ensuite par l'état général de l'individu.

3°. Dans quelques cas, la maladie commence par le tissu osseux et marche de dedans en dehors ; cela arrive ordinairement chez les enfans, et alors la maladie s'est développée spontanément : d'autres fois, au contraire, elle a son siége primitif sur les parties molles, et s'étend peu à peu vers les extrémités osseuses ; c'est ce qui a le plus souvent lieu chez les adultes, et, dans ce cas, l'inflammation a été primitivement déterminée par une cause extérieure (1).

4°. Je ne puis admettre enfin, avec quelques auteurs, l'existence de tumeurs blanches idiopathiques, c'est à dire indépendantes d'un état morbide général. Si un engorgement articulaire est vraiment idiopathique ; s'il n'est pas accompagné ou soutenu par un état morbide général, il guérit promptement sous l'influence de quelques remèdes locaux et du repos ; et je ne crois pas, je le dis hardiment, qu'on puisse guérir de cette ma-

(1) C'est sur cette circonstance que B. Bell a appuyé sa division des tumeurs blanches *en rhumatismales* et en *scrofuleuses.*

nière les véritables tumeurs blanches : mais si la tumeur, affectant une articulation, ne cède point aux remèdes locaux, si on a besoin, pour obtenir une guérison complète, d'avoir recours à un traitement général, on ne peut croire qu'une pareille affection soit idiopathique. Toutefois, il faut admettre que, dans certains cas où la constitution du malade n'est pas bien dessinée, et où surtout la tumeur locale offre, autant par ses causes déterminantes que par la marche qu'elle a suivie dans son développement, un diagnostic obscur, il faut admettre, dis-je, que dans ces cas il est fort difficile, pour ne pas dire impossible, de pouvoir établir *à priori* quelle est la nature de la tumeur qu'on a à combattre. Jusqu'à présent, notre art possédait peu de moyens propres à distinguer les affections générales des maladies purement locales ; et il était réservé à Rasori d'éclaircir une question si importante pour la pratique médicale : « Administrez à votre malade, dit-il, » un remède actif dont l'action soit bien connue ; » s'il le tolère, on peut être sûr que la maladie » n'est point locale, et qu'il y a un état morbide » général. » Ce que Rasori pose en thèse générale peut très bien nous servir à distinguer les tumeurs idiopathiques de celles qui n'en ont que les apparences. En effet, si l'on administre à un malade atteint de tumeur blanche une bonne dose de muriate de baryte, sans que le remède produise ni *coliques*, ni *diarrhées*, ni *vomissemens*, on peut être certain que l'engorgement articulaire est accompagné par un état morbide général. Administrez, au contraire, le même remède à un individu qui n'aura qu'une affection purement locale : des coliques, des vomissemens, la diarrhée, des défaillances, etc., seront les effets du remède, et ne cesseront que lorsqu'on en aura cessé l'emploi.

On commet des erreurs graves de diagnostic, quand on ne base son jugement que sur les quelques symptômes locaux qu'on observe; et on voit alors de ces phénomènes extraordinaires qu'on croit inexplicables. Ainsi, par exemple, si l'on a à traiter une tumeur blanche qu'on ne croit pas accompagnée par un état morbide général, on se contente d'appliquer des remèdes locaux, et de recommander tout au plus un régime doux et le repos. Cependant, la maladie persiste, et, à la suite d'une cause déterminante, serait-elle des plus légères, une inflammation violente, la gangrène même, comme on le voit dans un cas rapporté par M. Lisfranc (*Gazette médicale de* 1835, page 264), s'empare de la tumeur, et ce n'est qu'avec l'amputation du membre qu'on peut espérer de sauver la vie au malade. Il est évident pour nous que, dans le cas que nous venons de citer, la *morsure de cinq sangsues* n'aurait pu suffire à déterminer une inflammation si intense, sans la coïncidence d'un état morbide général et hypersthénique.

Aussi le pronostic de toute tumeur blanche dépend autant presque du degré auquel est arrivée l'affection générale scrofuleuse que du degré des lésions organiques des parties constituant l'articulation; et, par conséquent, toutes choses égales d'ailleurs, les tumeurs blanches *déterminées* par une cause externe présenteront plus de chances favorables à la guérison que celles qui se seront développées *spontanément*.

De toute manière, au reste, le pronostic de cette affection est toujours grave; car si, d'un côté, la maladie, livrée à elle-même, offre des exemples extrêmement rares de guérison spontanée, il faut convenir aussi que, si l'on n'a pas recours de bonne heure aux soins de l'art, les moyens curatifs les mieux combinés resteront souvent infructueux. Dans tous les cas, il est difficile d'éviter l'ankylose.

INDICATIONS CURATIVES
ET
TRAITEMENT.

Lorsque le diagnostic de la maladie a été bien établi, il s'agit d'en déduire les indications curatives; et puisque la cause efficiente de l'affection se trouve dans la constitution scrofuleuse, deux choses se présentent naturellement :

1°. Corriger d'abord cette constitution;

2°. Traiter ensuite la maladie locale.

Le traitement général est ce qu'il y a ici de plus important dans le plus grand nombre des cas, car la tumeur du genou ne doit être considérée que comme symptôme de l'affection générale; et l'expérience a prouvé que, lorsque des praticiens appelés trop tard auprès du malade, ou guidés par de faux principes, avaient pratiqué l'amputation du membre, sans faire subir préalablement ou consécutivement un traitement général à la personne affectée, quelque temps après l'opération, une autre tumeur blanche se présentait sur une autre articulation, et, rapide dans sa marche, elle ne tardait pas à soumettre l'individu à la fâcheuse nécessité d'une nouvelle mutilation. D'autres malades ont succombé à la suite de dépôts à la poitrine, d'engorgemens glandulaires au mésentère, ou par suite enfin de toute autre affection profonde de quelque viscère important.

Mais pour établir un traitement général bien *rationnel*, il faudrait le baser sur des indications positives, et celles-ci ne *se forment que dans le sein même de la nature des maladies* (1). Or, peut-on se vanter de bien connaître la nature des scrofules? Est-il exact d'admettre avec la plupart des auteurs, qui ont reconnu *qu'une des principales causes de la tumeur blanche est le vice scrofuleux;* est-il exact d'admettre, dis-je, que cette affection qu'on croit de *nature asthénique* occasione souvent des maladies locales hypersthéniques? Et d'ailleurs, supposant même qu'on arrive à prouver (ce qui ne sera pas trop difficile), avec Ranieri Comandoli (2) et plusieurs autres, *que la faiblesse ou atonie dans la maladie scrofuleuse n'est qu'illusoire*, est-on bien d'accord sur l'action des médicamens? Quant à moi, je puis affirmer avoir vu administrer, contre des maladies réputées inflammatoires par tous les médecins, des médicamens appelés *toniques* et *excitans* dans la plupart des matières médicales,

(1) *Gazette médicale*, n° 29, 7 mars 1833.

(2) Note à la fin du 8e volume de Frank (traduct. italienne) : *Compendio di medicina.*

et un pareil traitement a été souvent suivi de succès, et jamais d'*inconvéniens*, comme on pourrait se le figurer d'abord.

Que peut-on conclure de cela? C'est que l'on se trompe ou sur la nature des maladies, ou sur l'action des médicamens. Le parti le plus sage me paraît celui de raconter les faits avec détail ; et lorsqu'on arrive aux explications qu'on en a données, et qui contiennent toujours quelques vérités, il ne faut pas les soutenir avec acharnement, comme si elles étaient infaillibles, mais se contenter de défendre leur probabilité, et s'en tenir toujours aux idées pratiques si elles sont trouvées bonnes.

Mon intention n'est donc pas d'élever ici une discussion sur la nature des scrofules, et moins encore sur l'action du médicament que je préfère pour leur traitement. Mais afin de mieux exposer de quelle manière ce remède doit être administré pour qu'il réussisse, je consignerai à la fin de cet écrit quelques idées du célèbre Rasori, à qui on doit la doctrine du contre-stimulus, et à qui on ne saurait refuser la gloire de nous avoir enrichis des plus beaux travaux qui aient été faits jusqu'à ce jour sur l'action des remèdes dits *héroïques*.

Pour ce qui regarde le traitement local de la tumeur blanche, la nature de cette affection, évidemment inflammatoire, permet d'en déduire des indications curatives claires et précises.

DU TRAITEMENT GÉNÉRAL.

La première partie du traitement général peut être appelée *hygiénique*, la seconde *pharmaceutique*.

Première partie. Puisque parmi les causes de la maladie qui nous occupe, nous avons énuméré l'habitation dans un lieu bas et humide, et le voisinage d'un marais, si le malade se trouve dans une pareille position, il faudra lui conseiller de changer d'air; le séjour sur un sol sec et élevé sera favorable à la guérison. Il faut éloigner de lui tout ce qui peut affecter son moral; la maladie ne dispose que trop à la tristesse.

Il ne convient nullement de forcer les malades à garder un repos absolu et trop prolongé, car d'une semblable pratique proviennent des ankyloses qu'on aurait pu éviter. Au reste, non seulement le repos absolu peut être nuisible à l'affection locale, mais encore à l'état général du malade.

Dès que le genou commence à être atteint, on voit parfois la jambe fléchir sur la cuisse, ce qui rend le membre inutile, lorsque l'ankylose le surprend dans cette position; il est, par conséquent, nécessaire, afin d'éviter un pareil inconvénient, de faire exécuter tous les jours, par le malade, quelques légers mouvemens d'extension. Souvent la crainte de souffrir rend les malades assez pusillanimes pour leur faire tenir le membre dans le plus parfait repos; le médecin doit alors produire lui-même ces mouvemens, sans oublier de ramener toujours la jambe à la flexion qu'elle avait la veille, avant de pratiquer une nouvelle extension; en agissant autrement, on s'expose à ce que la flexion de la jambe ne soit plus permise aux malades, après avoir obtenu son extension complète. On doit s'abstenir de ces mouvemens lorsque l'affection est à l'état aigu; ils augmenteraient l'inflammation.

Le régime auquel doivent se soumettre les malades varie nécessairement suivant leur âge, leur sexe et leurs habitudes particulières. Ce qui convient à tous également, c'est de ne point faire usage de substances animales. On doit leur interdire toutes les boissons spiritueuses; il n'y a aucun inconvénient toutefois à ce qu'ils prennent du café et du thé. Quand le genou est passé à l'état de suppuration, il faut bien se garder de tenir les malades à une diète absolue, car cela peut les faire vivre trop de leur propre substance et faciliter ensuite la réabsorption du pus.

Toutes les tisanes et décoctions préparées avec des plantes amères, telles que la gentiane, le quassia, la chicorée, etc., ne peuvent être qu'utiles aux malades.

Seconde partie. Il y a peu de substances un peu actives dans nos pharmacies, qui n'aient été mises en usage pour *traiter le vice scrofuleux*, ou, si l'on aime mieux, pour *corriger la constitution scrofuleuse*. Au dire des auteurs, chaque médicament compte de nombreux succès, et, en résumé, tous auraient également échoué. Il n'est pas difficile, ce me semble, de s'expliquer la cause principale de tous ces insuccès.

Il est de fait que les scrofules ne marchent jamais vers la guérison que d'une manière fort lente; d'un autre côté, les remèdes n'agissent pas sur-le-champ, et il faut souvent les administrer avec beaucoup de persévérance et d'exactitude, pour qu'ils produisent quelques effets qui ne sont eux-mêmes sensibles pour le malade qu'au bout d'un laps de temps plus ou moins long. Qu'en résulte-t-il? C'est que l'inquiétude et l'impatience du malade augmentent chaque jour; le médicament qu'il prend l'*ennuie*; il faut de toute force qu'on en essaie un autre : le médecin est parfois assez faible pour céder aux instances du malade; un second remède est bientôt mis en usage, pour être remplacé plus tard par un troisième et ainsi de suite. De cette manière, ni les uns ni les autres n'ont eu le temps d'agir, et l'on finit par dire que *tous ont été inutiles*.

Avant de se prononcer *pour* ou *contre* un médicament, il faut attendre que son action se soit manifestée ; et cette action, quelle qu'elle soit, tarde toujours plus ou moins à se montrer, suivant le degré de la maladie et la dose à laquelle on emploie le médicament.

Parmi les remèdes qu'on a le plus vantés comme propres à obtenir la guérison des scrofules, on doit, sans doute, compter le *muriate de baryte* (1), *les préparations martiales et iodurées et les mercuriaux* (particulièrement lorsque la maladie est compliquée par le virus syphilitique) (2) ; mais, de toutes ces substances,

(1) Chlorhydrate de baryte.

(2) Les préparations mercurielles ont été particulièrement recommandées dans le traitement des tumeurs blanches, par M. O'Beirne, de Dublin (voyez *Gazette médicale* de 1834, p. 520). Dans un mémoire lu à la Société royale d'Irlande, en 1834, ce praticien annonce que le mercure, administré à l'intérieur jusqu'à produire la salivation, diminue et enlève la douleur des tumeurs blanches, et guérit ces maladies.

M. Lisfranc, qui ne néglige dans aucune circonstance de prouver combien il tient aux progrès de la science, a expérimenté encore cette méthode, et n'est pas parvenu à des résultats aussi brillans que ceux énoncés par son

le muriate de baryte est celle dont on a le plus parlé.

Ce sel a été employé pour la première fois, comme médicament, par A. Crawfort, vers la fin du dernier siècle; et c'est dans l'hôpital Saint-Thomas de Londres que ce médecin a pu constater les propriétés médicinales du muriate de baryte, spécialement contre les scrofules. Les expériences de Crawfort furent répétées d'abord en Allemagne, où elles obtinrent beaucoup de succès, et ensuite en France, où, suivant les uns, *le muriate de baryte a été de quelque utilité dans le traitement des scrofules*; et où, suivant d'autres, *on n'a jamais retiré aucun avantage de son emploi.*

En Angleterre, comme en Allemagne et en France, on n'a jamais administré le muriate de baryte qu'à des doses très faibles; et quelques savans ont même affirmé, dans ces derniers temps, qu'il fallait éloigner ce médicament de toute saine thérapeutique; *car peu de grains de muriate de baryte agissent comme poison sur l'homme.* Nous verrons plus loin jusqu'à quel point cette assertion est fondée.

auteur; toutefois on a obtenu, par ce traitement, d'assez bons effets, dans des cas où les tumeurs articulaires étaient à l'état aigu.

Enfin, on a souvent administré le muriate de baryte avec d'autres substances (avec du muriate de fer, par exemple, comme le faisait Crawfort), et voilà aussi ce qui peut avoir contribué à ce que les résultats n'aient pas été partout les mêmes.

Pour éviter, autant que possible, les répétitions, nous allons examiner d'abord le traitement local propre à la tumeur blanche du genou; nous reviendrons ensuite au traitement général, et par conséquent à l'emploi du muriate de baryte, en parlant de la pratique de Rasori, qui comprend à la fois le traitement local et général.

DU TRAITEMENT LOCAL.

D'après la manière dont se manifestent les symptômes de l'affection locale, on voit qu'elle affecte tantôt l'état aigu et tantôt l'état chronique. Les moyens curatifs doivent varier suivant ces deux états; et quoique la résolution de la maladie soit rare, surtout si elle a débuté par les parties profondes de l'articulation, il faut toujours commencer par tenter de l'obtenir; on n'aura ensuite qu'à favoriser l'ankylose si la résolution n'est pas possible.

État aigu. Lorsque l'inflammation est à l'état aigu (ce qui est spécialement marqué par la violence des douleurs et par un mouvement fébrile plus intense) et que la surface extérieure du genou est sillonnée par des stries rouges, on retire toujours un grand avantage de l'emploi des sangsues : il faut les appliquer sur cette espèce de *cercle* qui sépare la partie enflammée des parties saines; et il est toujours nécessaire d'ôter beaucoup de sang, si l'on ne veut obtenir un effet contraire à celui qu'on se propose, attendu l'irritation locale produite par la morsure des sangsues. De toutes les manières, les parties molles présentent un peu plus de tension après qu'avant la saignée, et il est pour cela nécessaire d'appliquer un cataplasme émollient autour du genou, après la chute des sangsues, ce qui facilite aussi l'écoulement du sang. A défaut de sangsues, on pourra obtenir le même effet à l'aide de *ventouse à pompe.*

Les saignées locales doivent être souvent répétées; mais nous remarquerons, avec M. Lisfranc, qu'il ne convient pas non plus de les pratiquer trop rapprochées les unes des autres, car l'effet du premier dégorgement ne se présente parfois que deux ou trois jours après, et il faut en attendre le résultat, plutôt que de le compromettre par une nouvelle saignée. Autant que possible, il faut laisser un intervalle de trois à quatre jours de l'une à l'autre.

Les bains d'eau froide préconisés par B. Bell, long-temps continués, peuvent avoir beaucoup de part à la résolution de la maladie; il convient d'aider leur action avec *l'acétate de plomb*, *l'hydrochlorate d'ammoniaque*, ou simplement du vinaigre. On peut tirer aussi beaucoup d'avantages de l'emploi des vésicatoires; mais, au lieu de les appliquer sur la tumeur elle-même, comme cela est généralement conseillé, il vaut mieux suivre le précepte de M. Lisfranc et les placer à la partie supérieure et externe de la cuisse.

Lorsqu'on peut présumer, dès le début de la maladie, qu'elle a commencé par les parties dures de l'articulation, au lieu d'employer les vésicatoires, il est plus utile, suivant Ford (1), de pratiquer trois ou quatre escarres (avec la potasse) sur les parties les plus tuméfiées du genou : « L'expérience nous prouve, dit-il, que » les vésicatoires ont la faculté d'empêcher la » suppuration des parties affectées tout près » de la peau; tandis que les cautères ont le » même pouvoir sur les parties situées profon-

(1) Observations on the disease of the Hipjoint, etc. London, 1794.

» dément. » Les modernes préfèrent produire ces escarres avec le *moxa*. Il a surtout été vanté par M. Larrey, et il était très souvent mis en usage par Dupuytren. Il faut le brûler avec lenteur, et en appliquer au moins quatre à différentes reprises, pour bien juger de ses effets.

Enfin, à cette même époque, lorsque la tumeur est trop douloureuse, et que le malade est depuis long-temps en proie à une cruelle insomnie, on ne craint pas, et Boyer entre autres, d'administrer l'*opium* à l'intérieur et à l'extérieur. J'ai toujours observé que l'emploi de ce médicament, dans une pareille circonstance, donne au malade quelques heures de repos, on ne saurait le nier; mais, peu de temps après, les douleurs recommencent, et avec d'autant plus d'intensité, que la dose d'opium a été plus forte. Il me semble qu'il convient d'être toujours très sobre dans la prescription de ce remède, surtout à l'intérieur; et, dans le cas qui nous occupe, on peut y substituer avec avantage la *jusquiame*, qui procure du repos aux malades sans augmenter l'inflammation. On fait tomber quelques gouttes de son *extrait*, convenablement préparé, sur un cataplasme émollient, avec lequel on enveloppe le genou : il faut prendre garde que ce cataplasme ne soit jamais trop chaud, et on doit le changer quand il est tout à fait froid.

État chronique. On reconnaît que l'inflammation a passé à l'état chronique, lorsque, quoique la tumeur soit devenue presque indolente, elle ne diminue pas de volume, et les mouvemens de l'article ne sont pas plus libres qu'auparavant, ou du moins très peu. Il faut alors ordonner des *frictions mercurielles*, ou la pommade d'*hydriodate de potasse* · on doit frotter la partie lentement et ne pas exercer une pression trop forte. En faisant ces frictions avec une flanelle, on a l'avantage de développer de la chaleur sur la surface du genou, et de faciliter par là l'absorption de la pommade.

Quelques auteurs vantent beaucoup aussi le liniment volatil camphré, les emplâtres de gomme ammoniaque avec du vinaigre scillitique, les boues naturelles des eaux minérales, les boues sulfureuses, les vapeurs d'esprit de vin dirigées avec force contre le genou, ce qui a été notamment proposé par Richter, ou encore les vapeurs d'eau chaude simplement ou d'eaux thermales. Tous ces moyens doivent avoir une action différente les uns des autres, je crois même que leurs résultats seront souvent opposés; toutefois, je ne pourrais affirmer s'ils sont plutôt nuisibles qu'utiles, car je n'ai jamais eu occasion de les voir mettre en usage.

La compression, exercée méthodiquement et

avec constance, produit souvent de bons effets; mais il faut attendre, pour s'en servir, que la tumeur soit tout à fait à l'état chronique, et il faut la faire cesser aussitôt que les douleurs du genou deviennent plus intenses, si l'on veut éviter d'augmenter l'inflammation, au lieu de diminuer la tumeur. La compression a été proposée par plusieurs praticiens, mais elle est spécialement mise en usage par M. Lisfranc, à l'hospice de la Pitié : il l'a en outre graduée, afin de pouvoir s'en servir à des *doses différentes*. Dans le premier degré, la compression est faite à l'aide de bandelettes agglutinatives et d'un bandage roulé; dans le second, avec des morceaux d'agaric; dans le troisième, avec des compresses graduées; dans le quatrième, avec des attelles; dans le cinquième, par la malaxation. En même temps qu'on exerce la compression sur le genou, on le frictionne avec la pommade d'hydriodate de potasse, et quand l'inflammation augmente un peu, on tâche de la diminuer immédiatement par une saignée locale.

Quant à l'emploi du *cautère actuel*, j'ai pu souvent observer ses effets, et jamais ils ne m'ont paru bien satisfaisans.

Malgré tous ces moyens curatifs, on ne peut pas toujours arrêter l'inflammation : la tumeur blanche se termine par la suppuration, et le cas le plus heureux alors est d'obtenir la guérison de la maladie avec l'ankylose du membre.

Quand une collection purulente existe, faut-il laisser à la nature le soin de donner issue au pus, ou convient-il que le chirurgien ouvre lui-même l'abcès? Généralement, on préfère laisser agir la nature (1), parce que l'on craint beaucoup l'entrée de l'air dans la cavité articulaire, et parce que, comme le dit B. Bell (2), la cicatrisation des fistules s'opère bien plus facilement, lorsque l'ouverture du foyer purulent a eu lieu par les seuls efforts de la nature; mais ces deux raisons ne peuvent être assez fortes pour balancer les graves inconvéniens qui résultent d'un trop grand retard dans l'ouverture des abcès. Il est à remarquer en effet que, quoique le plus souvent la collection purulente existe dans l'intérieur de l'articulation, il n'y en a pas moins des cas où, la maladie ayant commencé par les parties molles, le pus s'est formé et s'est maintenu hors de la cavité articulaire; alors, si on ne lui procure pas une issue libre, il fuse entre les muscles et leurs

(1) Parmi les auteurs, à la vérité en petit nombre, qui sont d'une opinion contraire, nous citerons Flajani, qui dit *que l'ouverture pratiquée à temps prévient ordinairement la carie et l'ankylose.* (*Collezione di osservazioni e di riflessioni di chirurgia,* tome 3, page 85.)

(2) Cours de chirurgie, vol. 5, page 290.

gaînes celluleuses, et il n'est pas besoin de dire ici quelles sont les suites d'un semblable accident. Du reste, que le pus existe en dehors ou en dedans de l'articulation, son séjour ne fait qu'entretenir et augmenter l'irritation. Enfin, la réabsorption de ce pus est toujours à craindre, et lorsqu'elle a lieu, elle est presque immédiatement suivie de la perte du malade.

Lorsque l'existence du pus est reconnue, il faut pratiquer de suite une ouverture sur la partie du genou où la fluctuation est le plus manifeste. On ne saurait craindre l'*impossibilité* de la cicatrisation des fistules, car cette cicatrisation a lieu presque d'elle-même, quand l'affection locale est entièrement guérie, et il serait dangereux de la tenter avant. D'un autre côté, qu'a-t-on à redouter de l'action de l'air sur une articulation? la vive inflammation. Dans ce cas, il n'y a qu'à emprunter à M. Lisfranc sa méthode pour l'ouverture des abcès par congestion. Ce praticien n'hésite pas à ouvrir ces abcès, aussitôt qu'ils se présentent à sa clinique; mais leur ouverture est immédiatement suivie par l'application d'un grand nombre de sangsues autour de la plaie; cette saignée locale est répétée les jours suivans, s'il y a manifestation de quelque accident inflammatoire. Je n'ai pas vu un seul cas où cette pratique n'ait très bien réussi.

Mais l'ouverture du foyer purulent doit-elle être faite avec le bistouri ou avec le trois-quarts? La canule du trois-quarts a deux inconvéniens : celui de ne pas laisser sortir librement le pus qui est d'ordinaire fort épais, et celui d'irriter le foyer par ses frottemens, irritation qui augmente à mesure que l'abcès se vide. Au reste, c'est pour éviter l'entrée de l'air par la plaie qu'on a conseillé le trois-quarts, et nous venons de voir comment on peut obvier à cet accident. Abernethy a proposé aussi, dans le temps, une lancette particulière; mais il est bon de ne pas multiplier inutilement les instrumens de chirurgie. Un bistouri à *lame étroite* agit toujours mieux qu'une lancette, surtout si les tégumens sont épais; et je crois qu'il est pour le moins inutile de le faire chauffer *jusqu'au blanc*, ainsi que le conseille M. Larrey (1).

On ne saurait préciser d'avance l'étendue qu'on doit donner à cette incision : généralement, elle est de cinq à six lignes. « Les anciens, » au dire de Flajani (2), « avaient l'habitude de pratiquer » de larges ouvertures, afin que la matière s'é- » coulât plus facilement; » mais il vaut mieux multiplier les ouvertures, s'il en est besoin, que de les faire trop grandes.

(1) Clinique chirurgicale, tom. 3, p. 318.

(2) Ouvrage cité.

L'incision étant pratiquée, quelques chirurgiens ont l'habitude d'y introduire une petite languette de toile couverte de cérat, pour empêcher sa trop prompte cicatrisation; mais ce moyen, ainsi que le séton, qui a été beaucoup mis en usage par les modernes, a l'inconvénient de produire une irritation permanente. Les pansemens doivent être plutôt fréquens que rares, afin que le pus séjourne le moins possible sur les parties malades. La quantité de matière purulente guide le chirurgien pour le temps qui peut être laissé d'un pansement à l'autre.

Comme nous l'avons déjà dit plus haut, lorsque la suppuration a eu lieu, on ne peut obtenir une terminaison favorable de la maladie qu'avec l'ankylose; aussi faut-il la faciliter à cette époque par le repos absolu du membre. On doit chercher, en outre, à faire en sorte que cette ankylose soit peu nuisible au malade, en plaçant de bonne heure la jambe dans l'extension. C'est le cas de rappeler la maxime de Celse : « Il est plus facile » de courber une partie tendue, que d'étendre » une partie primitivement courbée (1). »

Mais quand la maladie est arrivée à sa troi-

(1) *Major tamen in extendendo mora est, ubi recurvato articulo curatio adhibita est; quam in recurvando eo, quod rectum continuerimus.* (De medicinâ lib. v, cap. xxvi.)

sième période, il est difficile d'en arrêter les progrès, quels que soient les moyens thérapeutiques que l'on mette en usage; l'amputation du membre peut seule offrir alors quelques chances de succès et s'opposer à la perte imminente du malade.

Il y a des médecins qui prétendent n'avoir jamais vu périr aucun malade par suite simplement de la tumeur blanche; ils remarquent aussi que les individus atteints de cette maladie ont ordinairement la poitrine affectée, ce qui est cause le plus souvent de leur perte; et concluent de là, que, dans le premier cas, il ne faut pas opérer, parce que le malade peut guérir sans perdre un membre; et que, dans le second, il ne convient pas d'opérer non plus, parce que le malade est voué à une mort presque certaine.

Il faut convenir que quelquefois on se presse trop d'amputer; et il est également vrai que, parfois, la *phthisie tuberculeuse* coexiste avec les tumeurs blanches, ce qui est une contre-indication à l'opération. Mais j'observerai que souvent cette phthisie est consécutive à la maladie de l'articulation; on ne nie pas pour cela que les individus n'y fussent primitivement disposés (la constitution scrofuleuse nous l'indique assez); mais, malgré cette prédisposition, il est évident qu'en éliminant une des principales causes qui peuvent déterminer la phthisie, le malade aura une chance favorable de plus pour la guérison.

D'autres praticiens disent aussi *qu'on ne guérit pas les scrofules, mais qu'on les modifie seulement*, et que, par conséquent, si l'on ampute un membre attaqué par une tumeur blanche, une autre tumeur se présentera dans la suite sur une autre articulation, etc., etc. D'abord, je ne comprends pas trop ce que l'on entend par *modifier une maladie;* mais je sais seulement que, si les scrofules étaient incurables, il y aurait depuis long-temps une diminution progressive dans la population de nos villes, car il y a peu de maladies qui soient aussi communes que l'affection scrofuleuse. Nous avons déjà eu occasion de parler de la *récidive* des tumeurs blanches; mais nous avons dit aussi qu'on pouvait la prévenir en faisant subir aux malades un traitement général convenable.

L'amputation est la *dernière ressource* à laquelle doit avoir recours le chirurgien; mais elle n'est pas moins, pour cela, un moyen propre à sauver les jours du malade. Faut-il la retarder le plus possible chez les enfans et la pratiquer au plus tôt chez les adultes? Y a-t-il des circonstances uniques et constantes qui indiquent le moment qu'on doit choisir pour opérer? Il y a des contre-indications, telles que l'existence de plusieurs tumeurs à la fois, l'état morbide de certains organes, surtout des poumons, une constitution scrofuleuse trop prononcée et capable de résister à toute espèce de traitement (1); mais ni relativement aux enfans, ni relativement aux adultes, on ne peut établir aucune règle fixe sur l'époque à laquelle on doit recourir à l'opération; elle n'est pas précisément indiquée par des circonstances uniques et constantes; cependant on aperçoit quelquefois un ensemble de phénomènes morbides tel, qu'on est amené à conclure que désormais il n'y a d'espoir, pour la guérison du malade, que dans l'*ablation* de la partie affectée.

L'opération étant décidée, et le moment propre pour la faire étant choisi, doit-on pratiquer l'amputation du membre ou la resection des extrémités articulaires? Celle-ci paraît avoir été faite pour la première fois par White et par Park, chirurgiens anglais; et quelques chirur-

(1) « L'existence d'autres engorgemens moins considé- » rables, soit glanduleux, soit articulaires, n'est pas non » plus une contre-indication. J'ai observé qu'après le » retranchement d'un membre ces engorgemens se dis- » sipaient, ces maux légers se guérissaient par l'accroisse- » ment d'activité et d'énergie qui suit constamment l'opé- » ration. »

(Richerand, *Nosographie et Thérapeutique chirurgicales*, vol. 2, p. 367, 5e édit.)

giens français ont suivi leur exemple. En supposant que cette opération fût toujours heureuse, on ne peut nier que les résultats sont plus brillans que ceux que l'on obtient avec l'amputation; les malades préféreront toujours leur jambe raccourcie de deux et même de trois pouces à une jambe de bois. Mais il ne faut pas se guider seulement sur les résultats des opérations, on doit calculer aussi leurs chances de succès. Dès lors la question change tout à fait d'aspect, car beaucoup de circonstances viennent s'opposer à la pratique de la resection, et favorisent au contraire l'amputation. En effet :

1°. La resection nécessite bien plus de temps pour être pratiquée que l'amputation.

2°. L'opération est souvent pénible et difficile, même pour les plus adroits, à cause de l'engorgement considérable qui enveloppe toute l'articulation.

3°. Les douleurs sont atroces, les accidens nerveux consécutifs, terribles.

4°. L'état fistuleux des parties molles doit la rendre, dans beaucoup de cas, impraticable.

5°. Enfin, ne pouvant préciser d'avance où s'arrête la carie des extrémités articulaires, on ne peut savoir à quelle distance on sera obligé de les *resequer;* et si, au prix de tant de dangers, on n'obtient ensuite qu'un membre informe, mutilé et tellement raccourci qu'il ne soit plus d'aucune utilité à l'individu, il est évident qu'il aurait été préférable, sous tous les rapports, de pratiquer l'amputation.

Il me semble donc que, par toutes les raisons que je viens d'exposer, la resection ne peut être appliquée à l'articulation du genou, et qu'on doit toujours lui préférer l'amputation, qui est plus prompte, par conséquent moins douloureuse, et dont les suites sont bien moins à craindre.

SECONDE PARTIE.

TRAITEMENT DE LA TUMEUR BLANCHE

PAR LE MURIATE DE BARYTE.

Maintenant que j'ai fini d'exposer tout ce que nos meilleurs maîtres ont écrit sur le traitement de la tumeur blanche du genou, et ce que j'ai pu observer moi-même dans les hôpitaux de Paris et de Montpellier, il me reste à parler de la méthode curative qui m'a offert les meilleurs résultats : c'est celle de Rasori, employée depuis vingt-cinq ans par mon père, son élève et son ami.

Un des principes fondamentaux de la doctrine rasorienne est de *proportionner toujours le degré du traitement au degré de la maladie*, sans quoi on ne peut jamais obtenir aucune guérison radicale : c'est ainsi que Rasori emploie les *remèdes héroïques* à des doses plus ou moins fortes, suivant le degré de l'affection qu'il a à combattre, ou d'après sa diathèse (1). Mais étant extrêmement difficile de déterminer *à priori* le degré d'une maladie quelconque, puisque, d'après ce professeur, il y a des maladies à *peu de symptômes et à beaucoup de diathèses*, comme on l'observe dans les scrofules, et il y en a d'autres, au contraire, *à peu de diathèses et à beaucoup de symptômes*, il s'ensuit qu'on ne peut déterminer exactement le degré d'une maladie que par la quantité d'un remède (dont l'action est connue) que le malade prend, non seulement sans en souffrir le moindre détriment, mais encore avec utilité.

Rasori a cherché, par de longues études et par une pratique très étendue, à bien connaître les effets *utiles* et *nuisibles* de chaque médicament, et il en a ensuite déduit sa doctrine de la *tolérance*, contre laquelle on a élevé tant d'objec-

(1) L'état morbide général qui accompagne les maladies est appelé par Rasori *diathèse*. Il n'admet que deux diathèses : *la diathèse de stimulus* ou *sthénique*, qui a été suscitée par des causes stimulantes, *la diathèse de contre-stimulus* ou *asthénique*, déterminée par des causes contre-stimulantes.

tions ; objections qui cependant tombent d'elles-mêmes, lorsqu'on observe tous ces préceptes appliqués à la pratique sur un grand nombre de malades, et qu'on examine les faits sans prévention.

Lorsque, pendant les premières années que j'étudiais la médecine, j'ai commencé à suivre mon père dans sa pratique, je tremblais en voyant administrer des *remèdes héroïques* à des doses aussi fortes; mais j'ai pu me convaincre, par l'observation, qu'en suivant la doctrine de Rasori, il est impossible qu'il en arrive le moindre accident, car, aussitôt l'apparition de quelque *effet nuisible* ou signe d'*intolérance*, on n'a qu'à suspendre ou à diminuer la dose du remède (1). De cette manière, on est sûr de proportionner le degré du traitement au degré de la maladie, de ne nuire jamais et de guérir avec ce même médicament qui aura *échoué* dans les mains d'un autre médecin, parce qu'il n'aura pas su le porter à la dose exigée par la maladie.

C'est en se conformant à ces principes que j'ai vu administrer plusieurs fois, je ne dirai

(1) Je ferai remarquer ici que Rasori a éloigné de sa pratique toute sorte de remèdes qui attaquent chimiquement les tissus de l'estomac et du tube intestinal, tels que l'arsénic, le phosphore, le sublimé corrosif, les acides concentrés, etc.

pas *impunément*, mais *utilement*, jusqu'à *deux gros de muriate de baryte par jour*, et guérir par cette pratique des maladies scrofuleuses qui avaient été déclarées incurables par plusieurs autres médecins, d'ailleurs très habiles.

Les douleurs de ventre, la diarrhée, les nausées et le vomissement sont les signes d'intolérance du muriate de baryte. Lorsqu'un ou plusieurs de ces signes se présentent, il faut diminuer la dose de ce sel ou le suspendre entièrement; il n'est pas besoin de visiter plusieurs fois par jour les malades pour voir s'il y a tolérance ou intolérance, car les malades eux-mêmes, avertis d'avance, cessent de prendre le remède ou le prennent plus rarement, s'ils éprouvent quelques unes des incommodités dont nous venons de parler. Au reste, lors même que par inadvertance un malade prendrait à la fois plus de muriate de baryte que ne peut en supporter le degré de la maladie, le vomissement, qui en est la suite immédiate, chasse tout ce qu'il y a dans l'estomac, et on n'a plus rien à craindre. Mais si les nausées et le vomissement se prolongent, on n'a qu'à faire avaler au malade un peu de vin, d'opium ou toute autre substance stimulante, et ces accidens cesseront aussitôt. C'est pour cela que les rasoriens attribuent au muriate de baryte une action *contre-stimu-*

lante (1), et s'en servent contre les maladies hypersthéniques.

Le muriate de baryte n'irrite d'aucune manière le tube intestinal, comme on le dit généralement; sous son influence, la soif n'est pas éveillée, il n'y a aucun développement de chaleur à l'estomac, la langue n'est jamais rouge; mais, au contraire, s'il y avait auparavant quelques symptômes de gastrite, ils disparaissent; la digestion se fait mieux, et, bien plus, l'appétit augmente.

Rasori regarde les tumeurs blanches comme dépendantes d'une affection générale scrofuleuse, et c'est contre cette affection générale qu'il dirige spécialement les moyens curatifs; il considère, en outre, les scrofules comme maladie hypersthénique. En conséquence, il soumet les malades à un régime doux; il leur interdit le vin, la viande et toute espèce d'aliment trop nutritif; il leur prescrit le muriate de baryte, dont la dose est augmentée tous les jours *usque ad intoleran-tiam*, et continue ce traitement jusqu'à l'entière disparition de la maladie. A mesure que celle-ci

(1) Rasori appelle *contre-stimulus* le remède qui a une action opposée au *stimulus*. Les remèdes *contre-stimulans* détruisent les maladies inflammatoires ou hypersthéniques; les *stimulans* les suscitent et les entretiennent.

marche vers la guérison, la susceptibilité du malade à supporter une forte dose de ce médicament diminue; de sorte qu'on est ensuite obligé de la diminuer progressivement. J'ai observé plusieurs fois, chose vraiment singulière, que des individus qui, pendant plusieurs mois, avaient pris deux gros de muriate de baryte par jour sans en éprouver le moindre dérangement, ne pouvaient, plus tard, en prendre quelques grains, sans donner des signes manifestes d'intolérance, quand leur maladie était presque éteinte.

Dans les cas de tumeur blanche du genou, mon père soumet également le malade à un régime doux, lui défend les substances animales, le vin, etc.; il commence, en outre, par administrer le muriate de baryte à la dose d'un demi-scrupule, si c'est un adulte, et de trois à quatre grains, si c'est un enfant (1); de jour en jour la dose est augmentée, autant que le malade la tolère. Il fait ensuite appliquer sur le genou des cataplasmes émolliens, s'il y a beaucoup d'irritation, ou même des cataplasmes faits avec des feuilles de digitale pourprée, si les douleurs sont très fortes. Lorsque le malade supporte une forte dose de muriate de baryte, qu'il a beau-

(1) Cette première dose est toujours proportionnée aux forces apparentes de l'individu.

coup de fièvre, que le pouls est dur, ou qu'il y a enfin tout autre symptôme de surexcitation, il fait pratiquer une saignée générale ou locale, qui doit être répétée au besoin plusieurs fois. Si l'ankylose n'est pas complète, il tâche de produire chaque jour quelque léger mouvement dans l'articulation et de placer le membre dans l'extension. Lorsqu'il y a formation d'abcès, fistules ou autres, il agit comme dans les cas ordinaires.

Mon père n'applique jamais de vésicatoires et ne prescrit jamais l'opium, quelle que soit l'intensité des douleurs; il craint de détruire avec ce remède l'action du muriate de baryte et les bons effets du régime.

Enfin, quand la maladie déjà ancienne est accompagnée de lésions profondes et étendues des extrémités osseuses; lorsque le malade n'obtient aucun soulagement du traitement que l'on met en usage, et que d'ailleurs il tolère mal les médicamens (à moins qu'il n'ait quelque organe important attaqué), mon père a recours à l'amputation. La faiblesse du malade, la fièvre hectique, la diarrhée et les sueurs colliquatives ne l'empêchent pas de pratiquer l'opération, pourvu que les poumons et les autres viscères soient sains; cet état de faiblesse lui présente même plus de chances favorables à l'opération. Dans une pratique très étendue, il n'a jamais eu besoin d'amputer aucun membre affecté de tumeur blanche, avant que l'individu eût atteint sa vingtième année.

Sur vingt cas de tumeur blanche du genou que j'ai vu traiter de cette manière (1), quatre, c'étaient des enfans, ont guéri parfaitement; douze, avec plus ou moins d'ankylose; deux ont été amputés, on en a perdu un; deux sont morts de consomption; et nous avons trouvé, à l'autopsie, de vastes cavernes dans les poumons, le fémur et le tibia cariés, les extrémités articulaires détruites presque en entier. L'estomac et le tube intestinal étaient dans leur état naturel.

Il est inutile d'observer que le muriate de baryte doit être administré dans l'eau distillée; il faut prendre garde qu'il soit bien pur; celui du commerce, comme l'a observé Fourcroy, contient quelquefois du cuivre ou de l'arsénic, et voilà ce qui a pu donner lieu à des accidens d'empoisonnement (2).

(1) Depuis la première publication de cet opuscule, j'ai eu occasion de voir appliquer et d'employer moi-même ce traitement contre plusieurs autres cas de tumeurs blanches à l'articulation du genou; et les bons effets de cette méthode ne se sont point démentis.

(2) Dans des laboratoires de produits chimiques, on obtient le chlorure de barium en exposant, pendant environ

Pour mieux développer ce que je viens de dire, je vais transcrire ici quelques observations :

PREMIÈRE OBSERVATION.

Un cordonnier M..., âgé de 33 ans, d'un tempérament lymphatique, avait eu, étant jeune, des tumeurs glandulaires au cou, dont quelques

une heure, à l'action du feu, dans un fourneau à réverbère, un mélange de sulfate de baryte et de chlorure de calcium en poudre. Mais ce sel, ainsi obtenu, n'est jamais chimiquement pur. Il est préférable de préparer directement le chlorure de barium, en saturant l'acide chlorhydrique pur avec de l'oxyde de barium ; on filtre la liqueur parfaitement saturée, on la fait évaporer jusqu'à pellicule, et on lave ensuite les cristaux obtenus avec de l'eau distillée, etc.; c'est là le procédé qu'emploie M. Laurens neveu, pharmacien, à Marseille, toutes les fois que le chlorure de barium doit être employé en médecine. On peut aussi obtenir ce sel, d'après l'avis de ce chimiste, en traitant par l'acide chlorhydrique le résidu provenant de la calcination d'un mélange de sulfate de baryte et de charbon. On délaie ce résidu dans l'eau, et on le sature par l'acide chlorhydrique ; on filtre, on fait évaporer et on laisse cristalliser ; ces cristaux sont ensuite soumis à une forte calcination, et on redissout pour faire cristalliser de nouveau. En répétant plusieurs fois cette cristallisation, on obtient du chlorure de barium parfaitement pur.

Il est de toute nécessité encore que l'eau soit toujours bien distillée, quand elle doit servir aux solutions de unes avaient suppuré, lui laissant des cicatrices informes. Depuis six mois, il avait le genou droit très enflé et très douloureux; un médecin avait ordonné des sangsues, des cataplasmes émolliens et des vésicatoires. Nous l'avons trouvé dans l'état suivant: le genou très enflé, et, plus particulièrement, dans sa partie interne; les tégumens rouges, enflammés; fausse apparence de fluctuation au côté gauche de la rotule; veines gonflées; douleurs aiguës dans l'intérieur de l'articulation, augmentant sous la moindre pression et par le plus petit mouvement; la jambe, un peu atrophiée, est à demi fléchie; l'articulation conserve encore quelque mouvement; la fièvre est bien prononcée, avec un pouls plein et fort. Le malade nous dit que cette fièvre s'était développée seulement depuis trois jours, après qu'il eut beaucoup mangé et bu beaucoup de vin. (Une saignée de six palettes, limonade, diète rigoureuse, cataplasme émollient sur le genou.)

chlorure de barium : car si, par mégarde, on employait de l'eau commune, on conçoit aisément que comme l'eau commune renferme des sulfates et des carbonates, le chlorure de barium serait décomposé, et on aurait ainsi un mélange de sulfate, de carbonate et de chlorhydrate de baryte; mélange qui donnerait des résultats tout autres que ceux qu'on doit attendre de l'emploi du chlorhydrate de baryte bien pur.

2^e

2e *jour de traitement.* Douleurs et rougeur du genou un peu diminuées ; la fièvre persiste encore ; le pouls est toujours plein et dur ; le sang couenneux. (Une autre saignée de six palettes, diète, limonade, cataplasmes émolliens.)

3e *jour.* Le genou est moins enflé et beaucoup moins douloureux ; très peu de fièvre ; le pouls est encore dur et plein ; constipation depuis quatre jours ; le sang est toujours couenneux. (Saignée de quatre palettes ; *idem, idem.*) Le malade ayant refusé la saignée, on a appliqué, autour du genou, 40 sangsues.

4e. Amélioration bien sensible ; point de fièvre ; pouls mou ; mouvemens du genou moins douloureux. On a cherché à diminuer la flexion du membre ; le malade garde, sans trop souffrir, la nouvelle position qu'on lui a donnée. (Diète, limonade, cataplasme émollient, lavement.)

5e. La rougeur du genou a disparu ; les douleurs et le gonflement ont encore diminué ; point de fièvre ; une selle ; dégoût ; langue blanche et pâteuse ; point de soif. (Muriate de baryte, douze grains, dans eau distillée, six onces, à prendre une cuillerée à bouche chaque heure ; diète rigoureuse ; eau panée pour boisson ; cataplasme émollient.)

6e. Même état qu'hier ; deux selles avec quelques douleurs de ventre. (Même prescription.)

7e. Même état; point de selles. (Muriate de baryte, un scrupule dans 6 onces d'eau distillée à prendre *ut supra;* même régime.)

Du 8e au 12e. Les douleurs et le gonflement du genou ont encore un peu diminué; point de selles; langue presque dans son naturel; appétit. (Une crème de riz à l'eau, matin et soir; muriate de baryte, 36 grains.)

Du 13e au 16e. Le genou est dans le même état, cependant les mouvemens sont moins douloureux; langue dans son état naturel; point de selles, ni de vomissemens, ni de douleurs de ventre. Le malade dit se trouver mieux, et désire manger. (Muriate de baryte, 2 scrupules; deux crèmes; point de cataplasme.)

Du 17e au 20e. Même état que le 13e jour; tolérance du remède; pouls régulier et assez fort. (Même régime; muriate de baryte, un gros.)

Du 21e au 25e. Le genou est dans un état stationnaire; quelques légères douleurs dans ses parties profondes; appétit dévorant; une selle par jour; tolérance parfaite. (Même régime et quelques pommes cuites; muriate de baryte, un gros et demi.)

Du 26e au 30e. Genou moins enflé; mouvemens très peu douloureux et plus faciles; la jambe est presque étendue; une selle par jour; beaucoup d'appétit. Le malade se croit guéri.

(Deux soupes aux herbes, quelques pommes de terre cuites; muriate de baryte, 2 gros.)

Du 31e au 40e. État général du malade excellent; la tumeur diminue sensiblement; une selle, appétit; tolérance. (Même régime; muriate de baryte, 2 gros.)

Du 41e au 50e. Même état; tolérance. (Même régime; muriate de baryte, 2 gros.)

51e. Nuit très inquiète; pouls fébrile; dégoût; céphalalgie; la tumeur du genou est irritée; une selle; tolérance. (Deux crèmes de riz; tisane de mauve; 2 gros de muriate.)

52e. Les douleurs au genou ont de beaucoup augmenté; la tumeur est rouge et très irritée; tout mouvement de l'articulation produit de vives douleurs; fièvre ardente; pouls dur et plein; soif; grande agitation; point de selles, point de vomissemens, ni de douleurs au ventre. (Une saignée de quatre palettes, diète rigoureuse; tisane de mauve; cataplasme émollient sur le genou; 2 gros de muriate.) On nous apprend qu'avant-hier et le jour précédent, le malade a mangé deux soupes grasses, des côtelettes, du fromage, beaucoup de pain, et a bu, en outre, plusieurs verres de vin.

53e. Après la saignée, le malade a eu deux vomissemens, quatre selles, des douleurs au ventre. La tumeur est moins irritée et moins douloureuse; la fièvre a beaucoup diminué; la nuit a été tranquille. (Diète; 2 gros de muriate, cataplasme émollient.)

54ᵉ. Douleurs et gonflement du genou diminués, pouls mou et apyrétique; une selle; nuit tranquille, tolérance. (Diète, 2 gros de muriate, cataplasmes.)

55ᵉ et 56ᵉ. Amélioration plus prononcée; apyrexie, appétit, tolérance. (Même traitement.)

Du 57ᵉ au 59ᵉ. Le malade se trouve dans le même état qu'avant l'écart de régime; tolérance. (Deux crèmes de riz, 2 gros de muriate.)

Du 60ᵉ au 92ᵉ. La tumeur a beaucoup diminué; les douleurs, dans l'intérieur de l'articulation, ne se font sentir que lors de quelque mouvement brusque; état général du malade excellent, beaucoup d'appétit; il est resté levé quelques heures pendant les trois derniers jours sans en souffrir; tolérance. (Deux soupes, des légumes, des fruits, 2 gros de muriate.)

93ᵉ. L'état d'amélioration se soutient; deux vomissemens, trois selles avec douleurs de ventre dans la matinée. Le pouls est régulier, mais plein et fort; point de faiblesse. Le malade a pris ce matin, à jeun, trois cuillerées à la fois de solution de muriate, et, comme il a éprouvé ensuite un peu de malaise à l'estomac, il a bu, une demi-heure après, une tasse de bouillon chaud. (Deux crêmes, point de muriate.)

94e. La tumeur diminue; point de douleurs, pas même en cherchant à faire quelques pas; mouvemens plus faciles; point de selles. (Deux soupes, 2 gros de muriate.)

95e. Même état qu'hier; beaucoup d'appétit; deux selles. (Deux soupes, des légumes, 2 gros de muriate.)

Du 96e au 115e. L'amélioration de la tumeur augmente chaque jour, de sorte que le malade se croit entièrement guéri. — Trois selles par jour. (Même traitement.)

Du 116e au 118e. Il n'y a plus qu'un peu d'engorgement au genou; quatre selles par jour avec quelques tranchées; pouls faible. (Deux soupes, des légumes, un gros de muriate.)

119e *et* 120e. Même état du genou; pouls lent et faible; cinq selles; quelques légères nausées. (Deux soupes, du poisson, un peu de pain, que le malade demande avec instance; 2 scrupules de muriate.)

121e *et* 122e. Même état du genou; envie de vomir après avoir pris le muriate; quatre selles avec des douleurs de ventre. (Même régime, un scrupule de muriate.)

123e *et* 124e. L'engorgement du genou diminue; marche facile, mouvemens de l'articulation point douloureux; pouls lent et faible; sept selles avec des tranchées. (Même régime : 12 grains de muriate.)

125e et 126e. Comme avant-hier; faiblesse générale; six selles. (Même régime : 6 grains de muriate.)

127e. Même état qu'hier; cinq selles, de légères nausées. (Même régime, 3 grains de muriate.)

128e. Même état que les jours derniers; six selles; répugnance à prendre le muriate; envie de vomir. (Deux soupes, de la viande, un peu de vin depuis long-temps désiré; point de muriate.)

129 et 130e. Le genou est presque dans son état naturel, mais la jambe ne peut pas être fléchie en entier; une selle par jour. (Même régime : 3 grains de muriate.)

131e. Après avoir pris deux cuillerées de la solution de muriate de baryte, le malade a eu des vomissemens, plusieurs selles, des coliques; il a été obligé de garder le lit tout le jour; le pouls est très faible; malaise général, dégoût. Dans la journée, il n'a pris qu'un peu de bouillon. (Même régime : point de muriate.)

132e. Il se trouve très bien. (Même régime : plus de muriate.)

Du 133 au 145. Toujours mieux; le malade marche avec facilité; l'articulation est presque entièrement libre; la flexion seulement n'est pas complète; depuis quelques jours il peut vaquer à ses affaires sans souffrir; l'embonpoint est revenu.

Trois ans après, nous avons vu le malade en bonne santé et beaucoup plus gras et mieux portant qu'avant d'avoir été atteint de la tumeur blanche. Le genou est resté un peu plus gros, et la flexion de la jambe n'est pas complète.

DEUXIÈME OBSERVATION.

Mlle B..., tailleuse, âgée de 24 ans, d'un tempérament lymphatique, a eu dans son enfance la petite-vérole et quelques abcès scrofuleux au cou. A l'âge de 15 ans, parurent les règles, qui ont cessé depuis deux ans. Depuis cinq ans, le genou droit est attaqué par une tumeur blanche; cette tumeur a été traitée par plusieurs médecins avec des sangsues, des vésicatoires, et différens autres remèdes, parmi lesquels le purgatif de Leroi. La malade a constamment suivi un régime tonique. Nous l'avons trouvée dans l'état suivant: le genou droit très enflé et douloureux; trois fistules à son côté interne, par où sort une humeur séreuse. Un stylet introduit dans ces fistules est arrivé jusqu'au condyle du fémur; quelques petits fragmens osseux ont été entraînés hors de l'articulation. Le côté externe du genou présente les cicatrices de deux autres fistules qui se sont fermées depuis peu. La rotule est adhérente aux extrémités articulaires sous-jacentes; tout le membre est atrophié; la jambe est un peu fléchie sur la cuisse, malgré les efforts qu'on a faits pour la maintenir étendue. L'articulation ne jouit d'aucun mouvement; la malade ne peut s'appuyer sur le pied sans souffrir les plus vives douleurs. Maigreur générale, insomnie, dégoût, constipation, langue dans son état naturel; le pouls est petit et dur, apyrétique pendant le jour et fébrile la nuit; un peu d'altération et de légères sueurs nocturnes.

1er *jour de traitement*. Deux crêmes de riz; tisane d'orge miellée; muriate de baryte, 6 gr., dans eau distillée, 6 onces, à prendre par cuillerées d'heure en heure. (Un peu de charpie et de sparadrap gommé sur les fistules.)

2e *jour*. Tolérance. (Même régime; muriate de baryte, 12 gr.)

3e. Une selle sans douleurs. (Même régime; muriate de baryte, 24 gr.)

Du 4 au 6e. Le côté externe du genou est plus enflé, plus douloureux et un peu rouge. Nuits plus inquiètes; fièvre plus marquée, le soir; tolérance. (Même régime; cataplasmes émolliens; muriate de baryte, 2 scrupules.)

Du 7 au 10e. La rougeur, le gonflement et les douleurs du genou ont de beaucoup augmenté.

Pouls dur et fébrile, même pendant le jour; une selle; tolérance. (Une seule crème; tisane d'orge; cataplasmes; muriate de baryte, 2 scrupules et demi.)

11ᵉ *et* 12ᵉ. Frisson et fièvre dans l'après-midi; douleurs très fortes au côté externe du genou; tolérance. (Diète rigoureuse; cataplasmes; muriate de baryte, 1 gros.)

13ᵉ *et* 14ᵉ. Nuits très inquiètes; fièvre continue; une petite tumeur avec fluctuation se présente au côté externe du genou; tolérance. (Même traitement.)

15ᵉ *et* 16ᵉ. Même état; une selle par jour; tolérance. (Même régime; cataplasmes; muriate de baryte, 4 scrupules.)

Du 17ᵉ au 19ᵉ. Même état; tolérance. (Même traitement.)

20 *et* 21ᵉ. Fluctuation bien manifeste à la petite tumeur; tolérance. (Même régime; cataplasmes; 5 scrupules de muriate.)

22ᵉ. Même état; tolérance. (Même régime; cataplasmes; 2 gros de muriate.)

23ᵉ. On a ouvert la petite tumeur située au côté externe du genou; il en est sorti beaucoup de matière séreuse mêlée à du pus; nous avons trouvé une esquille d'os au milieu de cette matière; tolérance. (Même régime; cataplasmes; 2 gros de muriate.)

24e *et* 25e. Les douleurs et la tuméfaction au côté externe du genou ont diminué; point de frissons et très peu de fièvre. Il sort toujours, par l'incision qu'on a pratiquée, de la sérosité mêlée à du pus. Vomissemens, plusieurs selles et les douleurs de ventre. (Diète rigoureuse; un gros de muriate.)

26e. Nuit tranquille, point de fièvre; amélioration : huit selles avec douleurs; faiblesse générale; besoin de prendre quelques alimens. (Deux crèmes d'*avena*, tisane d'orge, cataplasmes; un demi-gros de muriate.)

27e. Quoique le genou soit encore bien tuméfié, il est presque indolent. La malade peut mouvoir tout le membre sans souffrir; apyrexie; le pouls est moins faible; l'ouverture de la petite tumeur devient fistuleuse; il sort toujours par toutes les fistules une humeur séreuse; constipation. (Même traitement.)

Du 28e au 50 Même état; une selle par jour; appétit; tolérance. (Même régime; deux scrupules de muriate.)

Du 51e au 60e. La malade éprouve quelques douleurs dans l'intérieur de l'articulation; la tuméfaction ne diminue point; petit mouvement fébrile pendant la nuit; pouls plein et dur; tolérance. (Même régime; un gros de muriate.)

Du 61e au 80e. Même état; tolérance. (Même régime; 4 scrupules de muriate.)

Du 81e au 100e. Les douleurs sont plus fortes, les nuits inquiètes; le pouls plein et fébrile vers le soir. Les fistules ne sont pas enflammées, mais elles laissent toujours suinter un liquide séreux sans pus; tolérance. (Même régime; un gros et demi de muriate; un cataplasme de digitale pourprée sur le genou.)

Du 101e au 110e. Les douleurs ont diminué; le sommeil est plus tranquille; pouls plein; peu de fièvre; appétit; une selle par jour. La malade se lève un peu tous les jours, tenant sa jambe appuyée sur une chaise; tolérance. (Même régime; un gros et demi de muriate; cataplasmes de digitale.)

Du 111e au 125e. État général amélioré : les douleurs dans l'articulation sont plus rares et moins vives; peu de fièvre; appétit; quelques douleurs aux reins et aux cuisses; tolérance. (Même traitement.)

Du 126e au 127e. Apparition des règles sans aucun trouble : elles ont duré 24 heures. La tumeur du genou est un peu diminuée; la fistule du côté externe est fermée; pouls plus fort; apyrexie; nuits tranquilles; tolérance. (Deux soupes aux herbes; des légumes; un gros et demi de muriate de baryte; point de cataplasmes.)

Du 128ᵉ au 140ᵉ. État stationnaire; tolérance. (Même traitement.)

Du 141ᵉ au 155ᵉ. État général et affection locale améliorés; apparition des règles; appétit vorace; tolérance. (Deux soupes, des légumes, des fruits; un gros et demi de muriate.)

Du 156ᵉ au 160ᵉ. Le mieux continue; les règles ont duré trois jours; sommeil tranquille; douleurs très légères même en remuant un peu le membre; articulation du genou ankylosée; pouls naturel; appétit; une selle par jour; tolérance. (Même régime; 2 gros de muriate.)

161ᵉ et 162ᵉ. Même traitement; quatre selles avec des douleurs de ventre. (Même régime; 2 gros de muriate.)

163ᵉ. La tumeur du genou diminue sensiblement chaque jour; un vomissement, huit selles; pouls petit, lent et faible; faiblesse générale. (Même régime; un gros et demi de muriate.)

164ᵉ. Même état du genou; deux selles sans douleurs; pouls lent et moins faible; une des fistules du côté interne s'est fermée; appétit dévorant. (Même traitement.)

Du 165ᵉ au 180ᵉ. La tumeur est plus petite; la cuisse et la jambe sont moins atrophiées et tout le membre moins faible; on peut s'y appuyer sans souffrir ; pouls naturel ; une selle par jour ; tolérance. (Même régime ; un gros et demi de muriate.)

Du 181e au 190e. Même état ; apparitions des règles plus copieuses que la dernière fois ; tolérance. (Même traitement.)

Du 191e au 210e. Amélioration plus sensible ; la malade marche sans souffrir ; les deux dernières fistules se sont cicatrisées, après avoir été touchées trois fois avec le nitrate d'argent ; une selle par jour ; tolérance. (Même traitement.)

Du 211e au 220e. La malade se trouve très bien ; elle se croit guérie, cependant le genou est encore beaucoup tuméfié : règles copieuses ; appétit ; tolérance. (Deux soupes, du poisson, des légumes, des fruits ; un gros et demi de muriate.)

Du 221e au 227e. Même état ; tolérance. (Même traitement.)

228e. Vomissement violent ; plusieurs selles ; prostration générale des forces ; pouls très petit et très faible ; assoupissement et quelques mouvemens convulsifs ; déglutition difficile. On nous apprend que la malade a pris, ce matin, toute la solution de muriate de baryte en deux fois, à la distance d'une heure. (Quelques cuillerées de consommé ; quatre onces de vin de Malaga, à prendre par cuillerées de demi-heure en demi-heure.)

229e. Le genou ne présente plus qu'un peu d'engorgement, mais l'articulation est ankylosée. Déglutition facile; point de vomissement, point de convulsions; les forces se sont un peu relevées; pouls moins petit et moins faible; quatre selles sans douleurs. (Deux soupes grasses.)

230e. La malade se trouve bien, elle a beaucoup d'appétit; deux selles. (Deux soupes et un peu de viande blanche.)

231e et 232e. Même état; constipation. (Même régime.)

233e. État général comme les jours 226e et 227e. (Même régime; 2 scrupules de muriate.)

234e. Même état; appétit; six selles; des nausées. (Même régime; un scrupule de muriate.)

235e. Envies de vomir; quatre selles avec des douleurs au ventre. (Même régime; un demi-scrupule de muriate.)

236e. Point de nausées; tranchées violentes; huit selles. (Même régime; 6 grains de muriate.)

237e. Six selles avec douleurs; grande répugnance à prendre le remède. (Même régime; suspension du muriate de baryte.)

238e. Deux selles. La malade marche bien et sans souffrir. (Même régime.)

Du 239e au 243e. Une selle par jour; état général satisfaisant. (Même régime.)

Du 244e au 248e. Règles copieuses; guérison.

Depuis plusieurs années, cette jeune personne jouit d'une santé parfaite.

REMARQUES SUR LES OBSERVATIONS 1 ET 2.

Ces observations, que nous avons abrégées autant que possible, nous offrent des remarques de quelque importance.

On a commencé le traitement du premier malade par des saignées, parce qu'il se trouvait dans un état de *surexcitation* causée par le régime succulent et stimulant qu'il suivait; nous avions alors une fièvre ardente, ce que l'on n'observe pas dans le cours ordinaire de cette maladie. La même cause a, au milieu du traitement, produit le même effet : une forte fièvre s'est de nouveau développée, et pour la combattre, on a été obligé de recourir encore à la saignée : le traitement établi n'eût pas été suffisant.

Dans la seconde observation, nous avons eu une *surexcitation* produite par une autre cause : une esquille osseuse qui voulait se faire jour à travers les parties molles déjà enflammées. Cette cause a augmenté de quelques degrés la maladie, et par conséquent la capacité à supporter une plus forte dose de muriate. Mais cette augmentation de diathèse, ayant eu lieu par une cause passagère, devait nécessairement cesser avec l'éloignement de cette cause; la capacité à supporter la même dose de médicament devait diminuer. En effet, la malade qui, pendant la formation de l'abcès, tolérait 2 gros de muriate, n'a pu en supporter ensuite un seul gros lorsque l'abcès a été ouvert.

Si, par une cause opposée dans sa nature et son action à celle dont nous venons de parler, on diminue la diathèse de la maladie, on observe de suite une diminution de capacité à supporter le médicament. C'est ainsi que, lorsqu'on a dû saigner le malade de la première observation, tous les signes d'intolérance se sont manifestés, parce que la saignée avait brusquement et momentanément diminué la *diathèse;* mais l'action de la saignée une fois cessée, la diathèse s'est relevée, et avec elle la tolérance. De même, la malade de la seconde observation a pris dans une heure un gros et demi de muriate de baryte, qu'elle ne devait prendre qu'en vingt-quatre heures; les signes d'empoisonnement en ont été la suite, parce que cette forte dose de remède avait détruit la diathèse.

Quelques uns pourraient dire ici : puisque des doses aussi fortes de médicament, prises à la fois, détruisent plus tôt la maladie, pourquoi les rasoriens ne l'administrent-ils pas ainsi, afin d'abréger le traitement? C'est qu'en agissant de la sorte on s'exposerait souvent à détruire la vie, en même temps que la diathèse de la maladie. Et de même que, dans les inflammations les plus intenses, un médecin prudent ne pratiquera jamais dix saignées dans un jour sur le même malade (ce qui pourra avoir lieu sans inconvénient dans le courant d'une semaine), aucun rasorien ne s'avisera d'administrer, dans une heure, la quantité de remède que le malade pourra prendre sans danger dans un jour.

Les médecins, qui attribuent au muriate de baryte une action *tonique, stimulante,* pourraient croire que la surexcitation observée dans le premier malade a été produite par ce remède, et que les vomissemens, coliques, etc., survenus au second, dépendaient d'une *gastro-entérite* très grave suscitée par le même muriate; mais, pour éloigner un pareil soupçon, il suffira de remarquer que, dans le premier cas, la surexcitation a disparu, à l'aide d'une saignée et du régime, sans que le malade ait cessé de prendre le médicament; et, dans le second, puisque les symptômes d'empoisonnement ont cédé sous l'influence du vin et d'alimens toniques, nous sommes autorisés à croire, par cet axiome *contraria contrariis* et par tout ce que nous avons observé ensuite, que non seulement le tube intestinal n'était pas enflammé, mais encore qu'il se trouvait dans un état entièrement opposé.

Si l'on s'était basé seulement sur les symptômes que les deux malades ont présentés vers la moitié de leur traitement, on les aurait crus déjà guéris; mais on ne pouvait les considérer comme tels, puisqu'ils prenaient et toléraient encore de fortes doses de muriate; et, en effet, leur guérison était encore bien éloignée. Ceci nous fournit une preuve évidente de l'exactitude du précepte de Rasori : *qu'il y a des maladies à peu de symptômes et à beaucoup de diathèses dont l'existence échappe aux sens et aux moyens de l'art connus jusqu'ici, et ne saurait être indiquée que par la tolérance de fortes doses d'un médicament actif.* Ce principe est de la plus grande utilité dans la pratique; car j'ai vu des individus, chez lesquels il y avait encore beaucoup de tolérance, cesser leur traitement parce qu'ils se croyaient déjà guéris, et avoir ensuite des récidives très graves, attribuées mal à propos à l'inefficacité du remède.

Cette tolérance ne peut pas être l'effet de l'habitude; car non seulement l'augmentation des doses n'a jamais lieu suivant les gradations et les époques requises par les *lois de l'habitude,* mais encore la tolérance diminue à mesure que la maladie disparaît (comme on peut le voir dans les deux précédentes observations), au lieu d'augmenter en raison directe du temps depuis lequel le malade fait usage du médicament.

Le malade de la première observation a présenté quelques signes d'intolérance vers le 93e jour du traitement, quoique après il ait continué à prendre le muriate de baryte à la même dose, sans en souffrir. Ceci pourrait faire croire, au premier abord, que les inductions tirées de la tolérance des médicamens sont parfois inexactes; mais il faut remarquer que le malade, immédiatement après avoir pris deux cuillerées à la fois de solution de muriate, a avalé une tassé de bouillon; et personne n'ignore que tout liquide chaud, introduit dans l'estomac de suite après un remède, a la propriété d'augmenter considérablement son action. Ce qui prouve en effet que l'on doit à cette cause passagère l'apparition des vomissemens et des coliques, c'est que ces accidens ont cessé avec la cause qui les avait déterminés.

TROISIÈME OBSERVATION.

M***, élève en droit, âgé de dix-neuf ans, et d'une constitution éminemment scrofuleuse, avait eu, dans son enfance, la rougeole suivie d'une toux opiniâtre qui le tourmenta pendant plusieurs mois, et qui cessa à la suite d'un engorgement et d'une suppuration dans les ganglions du cou. Cette dernière maladie persista long-temps, et disparut par l'usage des bains de mer et de l'extrait d'aconit administré à haute dose par un médecin fort habile. A l'âge de quinze ans, il commença à souffrir des douleurs profondes à l'articulation du genou gauche, accompagnées par des tiraillemens qui l'arrêtaient dans sa marche; leur durée n'étant que de quelques instans, il n'y fit pas grande attention, d'autant plus que sa santé, en général, était assez bonne. Ces douleurs devinrent plus fréquentes et se firent sentir encore pendant la nuit et le repos. Un médecin qui fut consulté, ayant attribué ces douleurs aux fatigues de la chasse et à une vie trop active, lui ordonna un repos absolu, des cataplasmes émolliens et des bains tièdes; il assura d'ailleurs le malade qu'il n'avait rien à craindre, le genou étant dans son état naturel. Les douleurs disparurent pendant ce traitement; mais, quelques mois après, elles devinrent plus fortes et plus fréquentes que jamais, le genou se gonfla; les mouvemens de l'articulation étaient de temps en temps, et dans certaines positions, gênés et douloureux. Le même médecin le soumit encore à l'usage des cataplasmes émolliens, fit appliquer vingt sangsues autour du genou, et recommanda d'ailleurs au malade de garder le lit jusqu'à ce que le genou fût entièrement désenflé.

Quelques mois après, M*** se trouva si bien, qu'il crut sa guérison assurée. Les douleurs au genou ne se faisaient sentir qu'après un très long exercice. Mais cette amélioration ne fut pas de longue durée : M***, étant à la chasse, tomba, et le genou frappa violemment contre une pierre; la contusion fut si forte et si douloureuse, qu'on dut le porter chez lui sur un brancard. On lui fit deux saignées et on lui appliqua plusieurs fois des sangsues. Au bout de trois semaines, l'inflammation aiguë cessa, mais le genou était toujours enflé, ses mouvemens difficiles et douloureux. Pendant plus d'un an, le malade fut soumis à plusieurs traitemens. On lui appliqua des vésicatoires, le cautère actuel (dont les plaies furent maintenues ouvertes pendant plusieurs mois), des sangsues en quantité, et tous les prétendus résolutifs; on lui fit prendre aussi des eaux minérales; mais aucun de ces moyens ne produisit d'amélioration. Plusieurs médecins furent consultés, et trois d'entre eux voyant l'inefficacité des remèdes, la persévérance des douleurs toujours croissantes et le dépérissement du malade, craignirent une carie aux extrémités osseuses et proposèrent l'amputation que le malade refusa. C'est à cette époque qu'il fut confié aux soins de mon père. Nous le trouvâmes dans l'état suivant: le genou gauche est très enflé, particulièrement à sa partie interne; la peau est dans son état normal; les veines cutanées sont variqueuses; douleurs très aiguës et presque continuelles dans l'intérieur de l'articulation, qui augmentent au plus léger mouvement du corps, et particulièrement du genou; la jambe de ce côté est plus mince que celle du côté droit, et un peu fléchie sur la cuisse; le genou cependant conserve ses mouvemens, et l'on pourrait étendre la jambe si de trop fortes douleurs n'étaient réveillées par le moindre mouvement. Les glandes du pli de l'aine et du cou sont légèrement engorgées. La tuméfaction du genou n'est pas toujours douloureuse au toucher; mais il est impossible au malade de s'appuyer sur le pied sans beaucoup souffrir. La langue est sèche, large et pâteuse : le malade attribue cette sécheresse aux cris continuels qu'il est forcé de pousser, par les douleurs atroces qu'il souffre au genou. Insomnie depuis plusieurs mois; dégoût; constipation; maigreur générale; pouls dur, plein, mais apyrétique. Les principaux organes des cavités splanchniques paraissent dans leur état normal. Le malade est pourtant dominé par une profonde tristesse et par une inquiétude morale assez forte.

Premier jour de traitement. Purée de pomme de terre (seul aliment dont le malade prend quelques cuillerées), tisane d'orge pour boisson; muriate de baryte, 12 gr. en 6 onces d'eau distillée, à prendre par cuillerées d'heure en heure; cataplasme de digitale pourprée sur le genou.

2e *jour*. Tolérance. (Même régime; muriate de baryte, 24 gr.)

3e. Tolérance. (Même régime; muriate de baryte, 36 gr.)

4e. Tolérance. Depuis dix jours, le malade n'a pu aller à la garde-robe. (Même régime et cataplasme; un lavement émollient; muriate de baryte, 2 scrupules.)

5e. Une selle; tolérance. (Même régime; muriate de baryte, 1 gros.)

Du 6e au 10e. Les douleurs ont un peu diminué; le gosier est moins sec; le pouls toujours dur et plein. Le malade a eu, pendant les nuits précédentes, quelques momens de repos. Tolérance. (Même régime et cataplasme; muriate de baryte, 4 scrupules.)

Du 10e au 20e. Même état; une selle sans douleurs presque tous les jours. Tolérance. (Même régime; muriate de baryte, 5 scrupules.)

Du 21e au 31e. Les douleurs au genou ont diminué, de manière que le malade dort quelques heures tranquillement; moins de dégoût; une selle par jour; point de sécheresse au gosier; le pouls est toujours plein et fort. Tolérance. (Même régime; muriate de baryte, 2 gros.)

Du 32e au 40e. Le genou est moins enflé et moins douloureux, même en remuant légèrement la jambe; appétit; une selle par jour; tolérance. (Deux crèmes de riz; des pommes cuites; un bain tiède de propreté, dans lequel le malade a pu entrer sans beaucoup souffrir. Muriate de baryte, 2 gros.)

41e. Après le bain, le malade a éprouvé quelques nausées et a eu trois selles avec tranchées; le pouls est faible. (Même régime; point de cataplasme; muriate de baryte, 1 gros.)

42e. Les nausées et les douleurs de ventre ont cessé. Le pouls s'est relevé. Le malade n'a pas pris le gros de muriate qu'on lui avait prescrit hier. (Même régime; muriate de baryte, 1 gros.)

43e. Le mieux se soutient. Point de selle; le pouls est plein et fort comme auparavant. Tolérance. (Même régime; muriate de baryte, 2 gros.)

Du 44e au 50e. Les douleurs à la tumeur diminuent progressivement; le genou est moins enflé, les mouvemens moins douloureux; appétit; sommeil tranquille durant presque toute la nuit; une selle par jour; pouls moins plein et moins fort. Tolérance. (Même régime; muriate de baryte, 2 gros.)

Du 51ᵉ au 60ᵉ. Même état. Tolérance. (Même régime; muriate de baryte, 2 gros 1/2.)

61ᵉ. Quatre selles avec tranchées; envies de vomir; pouls faible; point de douleurs au genou. (Même régime; muriate de baryte, 2 gros.)

Du 62ᵉ au 70ᵉ. Diminution extraordinaire de la tumeur; les douleurs sont très légères et ne se font sentir que bien rarement; le malade peut bouger la jambe sans souffrir; il a d'ailleurs grand appétit et beaucoup de gaîté. Une selle par jour, sommeil tranquille, pouls naturel; l'engorgement glandulaire au cou et au pli de l'aine a entièrement disparu. Tolérance. (Trois soupes par jour et quelques fruits; muriate de baryte, 2 gros.)

Du 71ᵉ au 92ᵉ. L'amélioration va toujours croissant; on a tenté de faire exécuter quelques mouvemens à l'articulation, le malade n'en a pas ressenti de fortes douleurs; encouragé par cette tentative, on a étendu la jambe presque entièrement sur la cuisse; quelques craquemens se sont fait alors entendre dans le genou. La jambe est d'ailleurs moins mince; les varices ont disparu; le malade gagne de l'embonpoint; il a une selle par jour et éprouve une faim *désolante*. Tolérance. (Trois soupes par jour, deux plats de légumes, des fruits; muriate de baryte, 2 gros.)

Du 93e au 103e. M. M*** peut mouvoir la jambe et l'articulation presque sans douleur; il désire se lever et manger davantage. Son embonpoint est si extraordinaire, que quelques amis qui ne l'avaient pas vu depuis long-temps ont eu, pour ainsi dire, de la peine à le reconnaître. Une selle par jour. Tolérance. (Trois soupes par jour, du poisson, des pommes de terre et quelques fruits; muriate de baryte, 2 gros.)

Du 104e au 120e. Il se lève tous les jours; il peut s'appuyer sur le pied, étendre et fléchir la jambe, quoique avec peine. Dans ces mouvemens, l'articulation fait toujours entendre quelques craquemens suivis par de légères douleurs. Le malade, au reste, se croit déjà guéri. Tolérance. (Même régime; 2 gros de muriate.)

Du 121e au 126e. Même état; même traitement.

127e. L'état général et local du malade ne saurait être plus satisfaisant; six selles avec des douleurs de ventre; l'appétit est dévorant. (Même régime; un gros de muriate.)

Du 128e au 136e. M. M*** se trouve très bien, mais la faim le tourmente beaucoup; une selle par jour. Tolérance. (Trois soupes, un peu de poulet; du pain, des légumes et des fruits; un gros de muriate.)

137e. Envies de vomir; dégoût; douleurs au

ventre; cinq selles; pouls faible; malaise général; répugnance à prendre le remède. (Même régime; un demi-gros de muriate de baryte.)

Du 138e au 140e. Il se trouve bien; quatre selles par jour. (Même régime; 12 grains de muriate de baryte.)

Du 141e au 146e. Le malade est toujours bien; mais il a, tous les jours, trois ou quatre selles copieuses. (Même régime; 6 grains de muriate.)

Du 147e au 149e. Plusieurs selles avec des douleurs de ventre. (Même régime; 3 grains de muriate de baryte.)

Du 150e au 153e. Les évacuations alvines continuent; et la répugnance pour le remède augmente de plus en plus. (Même régime; point de muriate.)

154e. Point de selle; M. M*** se promène avec facilité et sans ressentir aucune douleur à l'articulation. (Son régime ordinaire; point de muriate.)

Du 155e au 162e. La guérison est achevée.

Nous avons eu occasion de revoir, long-temps après, M. M***, qui jouissait d'une santé parfaite, et pouvait se servir de sa jambe, comme si elle n'eût jamais été atteinte d'une maladie si grave.

QUATRIÈME OBSERVATION.

Une jeune personne âgée de douze ans, et d'un tempérament scrofuleux, avait eu, dans son enfance, la petite-vérole, à la suite de laquelle, d'après le récit de sa mère, les glandes du cou se gonflèrent, et de bien portante et fraîche qu'elle était, cette petite fille resta toujours infirme. A l'âge de 9 ans, on vit paraître une tumeur au dessous et à gauche de la mâchoire inférieure; plus tard, cette tumeur s'ouvrit et donna issue à une grande quantité de matière; les tégumens décollés s'amincirent peu à peu, s'ulcérèrent, et leur ulcération forma une plaie qu'aucun remède ne put cicatriser. A l'âge de 11 ans, le genou droit, sans cause connue, commença à se gonfler, et les moindres mouvemens de l'articulation suscitaient des douleurs si vives, que bientôt cette demoiselle ne put marcher qu'avec beaucoup de peine, et ayant soin de s'appuyer le moins possible sur le pied droit. Quatre mois avant d'être confiée à nos soins, son œil droit larmoyait continuellement; les paupières étaient souvent collées; une matière épaisse s'écoulait de son angle interne. Plnsieurs médecins, qui avaient été consultés auparavant, avaient déjà administré à cette malade différens remèdes, particulièrement le quinquina, les préparations martiales et les frictions mercurielles tout autour de l'articulation tibio-fémorale; on lui avait conseillé, en outre, de suivre un régime succulent. Nous l'avons trouvée dans l'état suivant :

Le genou droit était énormément enflé, particulièrement en dehors; la rotule, poussée en avant, paraissait détachée de l'articulation, et on sentait latéralement une fluctuation prononcée; des douleurs très vives, augmentées par le plus petit mouvement de la jambe, et surtout de la jambe sur la cuisse, se faisaient sentir au centre de l'articulation; les tégumens, recouvrant cette partie, étaient pâles et très sensibles au toucher; la jambe, de ce côté, était plus maigre que celle du côté gauche et un peu fléchie sur la cuisse; le cou-de-pied était œdémateux. A la partie latérale gauche du cou et précisément en dehors de la glande sublinguale, la malade portait une plaie pâle, de deux pouces environ de diamètre, à bords inégaux, durs et décollés, suintant une humeur séreuse. Le sac lacrymal droit était enflé, et, en le pressant, on faisait sortir un liquide visqueux par les points lacrymaux; les bords des paupières étaient rouges, irrités et couverts de chassie; les larmes coulaient sur la joue. La figure de la malade était bouffie; le reste du corps, maigre; la langue sèche, étroite, pointue, et ses bords rouges; dégoût, tristesse. Depuis un mois, il y a diarrhée et un peu de fièvre tous les soirs; le pouls est d'ailleurs dur et tendu; la peau chaude. Tous les organes splanchniques paraissent sains, abstraction faite de l'irritation du tube intestinal.

1er *jour de traitement.* Une petite crème, matin et soir; eau gommeuse pour boisson; muriate de baryte, 3 grains dans 6 onces d'eau distillée, à prendre par cuillerées, d'heure en heure; cataplasme de digitale pourprée sur le genou; on a pansé la plaie du cou avec un peu de charpie sèche, et on a recommandé à la malade de comprimer, matin et soir, le sac lacrymal avec les doigts pour le vider, ainsi que de se bassiner l'œil avec de l'eau fraîche.

2e. Six selles comme auparavant. Tolérance. (Même traitement.)

Du 3e au 8e. Même état; tolérance. (Même régime; même cataplasme; muriate de baryte, 6 grains.)

9e. Quatre selles, mais peu abondantes; langue moins sèche et moins rouge; tolérance. (Même régime; muriate de baryte, 12 grains.)

10e. Deux selles; la fièvre et les douleurs au genou ont un peu diminué; la malade éprouve, en outre, moins de dégoût; tolérance. (Même régime; muriate de baryte, 18 grains.)

11e. Point de selle; la langue est presque dans son état normal; la plaie du cou est un peu plus rouge, et la matière qui en sort, un peu plus épaisse; mais ses bords sont toujours durs et décollés; tolérance. (Même régime; muriate de baryte, un scrupule.)

12e. Une selle; le larmoiement a diminué, et, lorsqu'on presse le sac lacrymal, il n'en sort plus autant de matière puriforme; l'œdème qui environnait le cou-de-pied a disparu; apyrexie. (Même régime; muriate de baryte, 30 grains.)

Du 13e au 18e. Même état; tolérance. (Même régime : muriate de baryte, un demi-gros.)

Du 19e au 24e. État stationnaire : tolérance. (Même régime; muriate de baryte; 2 scrupules.)

Du 25e au 30e. La tumeur du genou et les douleurs que la malade y ressentait ont beaucoup diminué; la tumeur lacrymale et l'épiphora ont également diminué; la plaie du cou est toujours rouge, mais la cicatrice n'avance guère; apyrexie; appétit; état général amélioré; une selle par jour; tolérance. (Même régime et même cataplasme; muriate de baryte, 2 scrupules et demi. Nous avons coupé, avec des ciseaux plats, les bords décollés de la plaie du cou, et on l'a ensuite pansée avec de la charpie sèche. On continue deux fois par jour à vider la tumeur lacrymale, en la comprimant avec les doigts ; on maintient, d'ailleurs, l'œil dans la plus grande propreté.)

Du 31e au 37e. L'amélioration continue; appétit; tolérance. (Deux soupes plus copieuses; pommes cuites; cataplasme sur le genou ; muriate de baryte, un gros.)

Du 38e au 45e. La tumeur et les douleurs au genou ont considérablement diminué ; la malade peut exécuter quelques mouvemens avec la jambe sans souffrir. La plaie du cou commence à se cicatriser à la fois et par son centre et par les bords. Le sac lacrymal ne s'enfle plus ; le larmoiement diminue chaque jour ; les paupières ne se collent plus ensemble ; appétit ; gaîté ; apyrexie ; une selle par jour ; tolérance. (Même régime, etc.; muriate de baryte, un gros.)

Du 46e au 54e. Même état. (Même traitement.)

Du 55e au 65e. L'amélioration continue progressivement ; tolérance. (Même traitement.)

66e. État stationnaire ; appétit ; une selle par jour ; tolérance. (Même régime ; muriate de baryte, 4 scrupules.)

67e. Vomissemens ; douleurs de ventre ; plusieurs selles ; abattement prononcé; pouls petit, faible et fréquent. (Deux tasses de bouillon avec une cuillerée de vin ; suspension du muriate.)

68e. Plusieurs selles avec tranchées ; faiblesse

générale; dégoût; inquiétude; la langue est large et humide; le pouls faible et lent. (Même régime; point de muriate.)

69ᵉ. Quatre selles sans tranchées; pouls plus fort et moins lent; forces générales relevées; appétit. (Deux soupes; point de muriate.)

70ᵉ. Point de selle ni de douleurs de ventre; pouls naturel; appétit. Il n'y a plus d'écoulement par le sac lacrymal; le larmoiement a diminué. La cicatrisation de la plaie du cou est très avancée; la tumeur au genou a diminué plus de deux tiers; l'articulation est plus libre; les douleurs ne se font sentir que lorsqu'on fléchit la jambe sur la cuisse. L'état général de la malade est d'ailleurs excellent. (Deux soupes et quelques fruits cuits: muriate de baryte, un scrupule.)

71ᵉ. Une selle sans douleurs; tolérance. (Même traitement.)

72ᵉ. Même état; tolérance. (Même régime; muriate de baryte, 2 scrupules.)

Du 73ᵉ au 80ᵉ. État stationnaire: appétit; tolérance. (Même régime; muriate de baryte, 2 scrupules et demi.)

Du 81ᵉ au 91ᵉ. Le larmoiement a complètement cessé. Le genou continue à se désenfler; la malade peut étendre et fléchir la jambe sans beaucoup souffrir; appétit vorace; une selle par jour; tolérance. (Deux soupes, des pommes de terre, des fruits; muriate de baryte, 2 scrupules et demi.)

Du 92e au 100e. La plaie du cou est presque entièrement cicatrisée; embonpoint marqué; appétit vorace; tolérance. (Même régime; muriate de baryte, un gros.)

Du 101e au 110e. Les douleurs au genou ne se font plus sentir que dans certains mouvemens de l'articulation, mais le genou est encore enflé. Le larmoiement a reparu; le sac lacrymal est dans son état naturel; tolérance. (Même régime; muriate de baryte, un gros; un collyre ainsi composé: sulfate de zinc, 2 grains; eau de rose, 3 onces.)

Du 111e au 121e. L'épiphora a cessé, et la plaie du cou est complètement cicatrisée. Les mouvemens de l'articulation tibio-fémorale ne sont plus douloureux. La malade se lève et peut s'appuyer sur le pied, du côté droit, sans beaucoup souffrir; appétit extraordinaire; tolérance. (Trois soupes, des légumes, des fruits; muriate de baryte, un gros; collyre.)

Du 122e au 140e. Le genou est presque entièrement désenflé; la marche est facile; une selle par jour; tolérance. (Même régime; un gros de muriate.)

141e. Envies de vomir; six selles avec tranchées ; pouls petit, faible et lent ; dégoût. (Une soupe ; point de muriate.)

142ᵉ. Point de selle ni de nausées ; pouls plus fort et moins lent ; appétit. (Trois soupes, des légumes, des fruits ; 2 scrupules de muriate.)

Du 143ᵉ au 149ᵉ. La malade se croit déjà guérie ; elle vient régulièrement à la selle une fois par jour. Tolérance. (Même traitement.)

150ᵉ. Douleurs de ventre ; dix selles ; vomissement ; abattement complet. (Une soupe ; point de muriate.)

151ᵉ. Tous les symptômes d'intolérance ont disparu ; l'appétit est vorace ; le genou est dans son état naturel, et la marche très facile. (Trois soupes, du poisson, du pain et des fruits ; muriate de baryte, 1 scrupule.)

Du 152ᵉ au 156ᵉ. Même état. Tolérance. (Même traitement.)

157ᵉ. Vomissement ; plusieurs selles ; douleurs de ventre ; faiblesse générale. (Une soupe ; point de muriate.)

158ᵉ. Les troubles qui avaient paru hier au tube intestinal ont complètement cessé ; la malade est moins faible et se trouve assez bien. (Trois soupes, du poisson, des fruits ; muriate de baryte, 12 grains.

Du 159ᵉ au 162ᵉ. La malade va de mieux en mieux ; elle n'a qu'une selle par jour. Tolérance.

(Même régime ; muriate de baryte, 12 grains.)

163e. Plusieurs selles ; envies fréquentes de vomir ; faiblesse générale. (Une soupe ; point de muriate.)

164e. Point de selle ni envies de vomir ; appétit. (Trois soupes, du poisson et des fruits ; muriate de baryte, 6 grains.)

Du 165e au 167e. Deux selles par jour. (Même régime ; 3 grains de muriate.)

Du 168e au 170e. Trois ou quatre selles par jour. (Même régime ; point de muriate.)

Du 171e au 175e. Il n'y a eu qu'une seule évacuation alvine par jour. La guérison marche d'un pas rapide. (Régime ordinaire.)

176e. Cette jeune personne est complètement guérie.

Trois ans après, les règles ont paru ; elles ont été précédées par quelques souffrances qui ont cédé cependant à une saignée générale. La tumeur lacrymale n'a plus reparu ; la cicatrice au cou est un peu difforme, mais solide. Le genou est toujours dans son état normal.

CINQUIÈME OBSERVATION.

Mademoiselle N***, âgée de huit ans, et d'un tempérament scrofuleux, avait eu, à l'âge de deux ans, le ventre enflé et dur, une diarrhée opiniâtre et beaucoup de difficulté à marcher. Un médecin anglais déclara à sa mère que cette jeune fille était atteinte du *carreau*, et lui prescrivit le muriate de chaux, ainsi que les bains de mer. Sous l'influence de ce traitement, mademoiselle N***, au bout d'un an, se trouva bien ; mais elle resta toujours pâle, maigre, et il lui survint derrière les oreilles un écoulement très abondant qui résista à plusieurs remèdes. Quatre mois avant l'époque où mon père fut appelé auprès de cette malade, la malléole interne du pied gauche se gonfla et devint douloureuse ; et cette légère indisposition fut suivie, quelques semaines après, par de si fortes douleurs au genou droit, qu'elle fut obligée de s'aliter. A plusieurs reprises, on appliqua des sangsues autour du genou et autour de la cheville, ainsi que des cataplasmes émolliens ; on avait encore prescrit et administré le sirop de Portal et différentes sortes de tisane. Le régime suivi par cette jeune malade étant d'ailleurs fort doux, elle se trouva un peu soulagée ; mais de temps à autre elle souffrait encore, et les douleurs augmentaient toujours d'intensité. Je l'ai vue pour la première fois dans l'état suivant :

Le genou droit était enflé, particulièrement en dehors, et très sensible au toucher ; des douleurs très vives se faisaient sentir dans l'intérieur de l'articulation, et augmentaient au moindre mouvement; la peau avait conservé sa couleur naturelle; la jambe, de ce même côté, était étendue sur la cuisse et très mince. La malléole interne du pied gauche était enflée et très douloureuse; les tégumens qui la recouvrent paraissaient dans leur état normal. Derrière les oreilles, la peau était rouge et enflammée; l'oreille gauche semblait presque détachée de la tête par de profondes gerçures : un écoulement copieux et fétide avait lieu par les tégumens et les glandes cutanées. Engorgement dans les ganglions lymphatiques du cou; ventre dur et enflé; diarrhée; soif continuelle; fièvre lente; maigreur extrême; bouffissure à la face; dégoût, inquiétude extraordinaire; sommeil interrompu par la violence des douleurs.

1er *jour du traitement*. Deux crèmes d'avénas; eau sucrée pour boisson; muriate de baryte, 2 grains en 4 onces d'eau distillée, à prendre par cuillerées, d'heure en heure; cataplasme de digitale pourprée sur le genou et autour de la malléole; lotions fréquentes derrière les oreilles.

Du 2e au 6e. Même état; la malade a, tous les jours, six ou sept évacuations alvines (même régime et cataplasmes; muriate de baryte, 4 grains.

7e. Les douleurs, la soif et la diarrhée ont un peu diminué; le pouls est plus fort et moins fébrile; tolérance. (Même régime et muriate de baryte, 8 grains.)

8e. Deux selles moins liquides; ventre moins dur; la soif a diminué, les douleurs sont moins vives et moins fréquentes. L'écoulement qui existe derrière l'oreille gauche a également diminué : tolérance. (Même régime, etc.; muriate de baryte, un demi-scrupule.)

Du 9e au 13e. Même état; tolérance. (Même régime et cataplasmes; muriate de baryte, 15 grains.)

14e. Tous les symptômes ont sensiblement diminué; une selle par jour. La malade prend ses crèmes sans dégoût; tolérance. (Même régime, etc.; muriate de baryte, 18 grains.)

Du 15e au 20e. Le sommeil est à la fois plus long et plus calme; apyrexie; gaîté; les tumeurs du genou et de la malléole ont diminué; les douleurs sont moins vives. Appétit; ventre souple; une selle par jour : tolérance. (Deux crèmes de riz et quelques pommes cuites; muriate de baryte, 21 grains.)

Du 21e au 25e. L'amélioration continue; la malade n'a qu'une seule évacuation alvine par jour, et désire manger; tolérance. (Même régime; muriate de baryte, 24 grains.)

Du 26e au 30e. Les gerçures derrière l'oreille ont disparu; l'écoulement et la rougeur ont de beaucoup diminué. L'engorgement des ganglions lymphatiques du cou est moins prononcé. Les douleurs, tant au genou qu'à la malléole, diminuent de plus en plus. État général beaucoup amélioré; appétit; une selle par jour; tolérance. (Même traitement.)

Du 31e au 39e. État stationnaire; beaucoup d'appétit; tolérance. (Deux soupes, des légumes, des fruits; cataplasme sur les tumeurs; muriate de baryte, 30 grains.)

Du 40e au 50e. L'écoulement derrière les oreilles a complètement cessé. La malade peut faire quelques mouvemens avec les jambes sans beaucoup souffrir; elle a repris un peu d'embonpoint. Ventre souple, une selle par jour; tolérance. (Même traitement.)

Du 51 au 75e. État stationnaire; tolérance. (Même régime et cataplasmes; muriate de baryte, 36 grains.)

76e. Vomissemens violens; plusieurs selles avec tranchées; prostration générale des forces; quelques défaillances; pouls petit et très faible; angoisses; assoupissement; suppression des urines; déglutition très difficile. La malade a pris toute la dose de muriate de baryte dans la matinée. (Une cuillerée de vin chaque heure.)

76e *dans la nuit*. Point de défaillance, mais le pouls ne s'est pas relevé; le vomissement et les selles continuent encore; la malade est toujours dans un abattement complet; la déglutition cependant est moins difficile. (Teinture *thébaïque*, 2 scrupules; eau de cannelle, 2 gros; eau distillée 4 onces; sirop de diacode, 1 once; mêlez à prendre par cuillerées: bouillon avec un peu de vin.)

77e. Le vomissement et les douleurs de ventre ont cessé; huit selles; moins d'abattement; pouls moins faible; point d'assoupissement. La tumeur qui environnait la malléole a complètement disparu; le genou est encore un peu enflé, mais point douloureux. (Bouillon; quelques cuillerées de la potion stimulante que la malade n'a pas finie.)

78e. Les forces se sont entièrement relevées; la malade a passé une très bonne nuit; pouls dans l'état normal; trois selles; appétit. (Deux soupes grasses.)

79e. Même état: une selle, appétit vorace. (Deux soupes et un peu de poisson.)

80e. La malade est bien; l'articulation du genou est plus libre, mais ses mouvemens sont toujours un peu douloureux; l'articulation tibio-tarsienne gauche est dans son état naturel; une selle; appétit. (Même régime; muriate de baryte, un scrupule.)

81e. La malade, éprouvant beaucoup de répugnance pour la solution de muriate, n'en a pris que la moitié. Quatre selles, sans tranchées; du reste, l'amélioration se soutient. (Même régime; 6 pastilles de muriate de baryte de 2 grains chaque, à prendre de deux en deux heures.)

82e. Le genou n'est plus enflé; ses mouvemens sont entièrement libres et point douloureux. La malade marche lentement, mais sans souffrir. Une selle; appétit; tolérance. (Même régime; 6 pastilles de muriate.)

Du 83e au 87e. La malade se trouve tout à fait bien; l'embonpoint augmente beaucoup; une seule évacuation alvine par jour; tolérance. (Même traitement.)

88e. Envies de vomir et quelques tranchées; six évacuations alvines. (Même régime; 3 pastilles de muriate.)

89e. Quatre selles avec des douleurs de ventre. (Même régime; 1 pastille de muriate, d'un grain seulement, matin et soir.)

Du 90e au 93e. Trois ou quatre selles par jour. Cette jeune fille marche maintenant très bien et sans souffrir; elle a d'ailleurs grand appétit. (Des soupes grasses, de la viande blanche, des légumes et des fruits; on a suspendu le muriate.)

Du 94e au 104e. Mlle N*** a toujours été de mieux en mieux; elle a suivi le même régime, et n'a eu qu'une seule évacuation alvine par jour. La guérison s'est complètement consolidée.

SIXIÈME OBSERVATION.

M. F. B., âgé de 37 ans, d'une constitution scrofuleuse, avait eu, dans son enfance, des abcès au cou, qui lui laissèrent des cicatrices informes. A l'âge de 14 ans, il fut atteint par la rougeole, suivie d'une toux sèche, qui le tourmenta pendant huit mois, et qui fit craindre, pour le malade, une phthisie pulmonaire. Cette toux, au surplus, lui revenait toutes les fois qu'il se livrait à quelques excès, ou qu'il s'exposait à un air froid et humide. A 22 ans, il eut un chancre au prépuce, et un bubon à l'aine droite, qui termina par la suppuration. A la suite de cette affection, et malgré un traitement antisyphilitique, M. F. B... souffrit des douleurs ostéocopes qui persistèrent pendant plusieurs années, et cédèrent enfin à l'emploi réitéré des mercuriaux. Parvenu à l'âge de 34 ans, il sentit des douleurs très vives dans l'articulation du genou gauche, douleurs qui, en l'absence de toute autre cause connue, furent attribuées à l'ancienne affection vénérienne, et traitées par plusieurs frictions mercurielles faites sur toute la jambe. Les douleurs calmèrent un peu; mais elles devinrent bientôt plus fréquentes et plus vives; le genou se gonfla; quelques abcès se formèrent autour de l'articulation; il en sortit plusieurs esquilles osseuses. Différens médecins avaient été consultés; mais les divers traitemens qu'ils proposèrent ne purent procurer au malade aucune amélioration. Nous l'avons trouvé dans l'état suivant :

Le genou gauche est très enflé et percé de plusieurs trous fistuleux par lesquels sort, et en assez grande quantité, de la matière ichoreuse; la cuisse, du même côté, est également enflée et dure, la jambe œdémateuse.

Le moindre mouvement du genou donne lieu à des douleurs très fortes. Le malade est très maigre et a une fièvre lente, qui est ordinairement précédée par des frissons, et diminue le matin, à la suite de sueurs abondantes. La langue est un peu sèche, quoique souvent humectée par les boissons. Le malade a, en outre, une toux sèche et opiniâtre, une douleur sourde au côté gauche de la poitrine, la respiration râleuse, et un peu de diarrhée.

Mon père refusa d'abord de se charger de ce malade, car il était évident que les désorganisations locales étaient déjà trop avancées pour que l'on pût espérer quelque amélioration d'un traitement général; l'amputation même ne pouvait sauver le malade. Toutefois, ses parens insistèrent pour qu'on essayât encore ici *la même eau minérale* (muriate de baryte) qui avait si bien réussi dans d'autres cas, et l'on dut se rendre à leurs instances.

1er *jour de traitement.* On supprime les préparations opiacées dont le malade faisait usage, et on lui défend la viande et le vin. (Trois crêmes de riz par jour; 3 grains de muriate de baryte dans 6 onces d'eau distillée, à prendre par cuillerées; un cataplasme émollient sur le genou.)

2e. La nuit a été plus tranquille, la diarrhée moins forte, et la suppuration moins abondante. (Même traitement et même régime.)

Du 3e au 10e. Tous les symptômes ont diminué, y compris la fièvre et la toux; le malade n'a que quelques selles par jour. (Même régime; muriate de baryte, 6 grains.)

Du 11e au 15e. Le genou est moins douloureux et moins enflé; l'amélioration se soutient. (Même régime; muriate de baryte, 10 grains.)

Du 16e au 20e. Même état; tolérance. (Même régime; 12 grains de muriate.)

Du 20e au 30e. La fièvre a beaucoup diminué; la langue n'est plus sèche, la diarrhée a cessé, mais la toux persiste toujours. Le genou est dans un état stationnaire; tolérance. (Même régime; muriate de baryte, 18 grains.)

Du 31e au 35e. Même état; tolérance. (Même régime; 22 grains de muriate.)

36e. Fièvre ardente; douleurs très vives à la

partie externe du genou, qui est devenue plus rouge et plus enflée; les fistules ne donnent plus de matière; tolérance. (Même régime; muriate de baryte, 1 scrupule; cataplasmes émolliens qu'on doit souvent renouveler.)

37e. Même état; il se forme un abcès dans la partie externe du genou; tolérance. (Même régime; 30 grains de muriate.)

Du 38e au 42e. On a ouvert l'abcès, d'où il est sorti beaucoup de matière purulente. La fièvre a diminué; les douleurs aiguës au genou ont cessé; tolérance. (Même traitement et même régime.)

43e. La toux persiste toujours; la fièvre a repris son premier caractère. Le malade a éprouvé quelques douleurs de ventre et plusieurs évacuations alvines. (Même régime; muriate de baryte, 40 grains.)

44e. Même état qu'au commencement du traitement; plusieurs évacuations alvines accompagnées par des douleurs de ventre et par quelques nausées; le pouls et très faible. (Même régime; 12 grains de muriate.)

45e. Inquiétude générale, faiblesse, dégoût; pouls très petit et faible; diarrhée; envies de vomir. (Quelque peu de bouillon; point de muriate.)

46e. Le malade est moins accablé; le pouls

s'est relevé; point de nausées et moins de selles; mais la toux est toujours la même; le genou suppure beaucoup. (Une soupe grasse, matin et soir.)

Du 47ᵉ au 52ᵉ. L'état général du malade paraît un peu amélioré, mais les douleurs au genou ont beaucoup augmenté. La fièvre est continue; la diarrhée a diminué. (Deux soupes; 6 grains de muriate; cataplasme de digitale pourprée sur le genou.)

53ᵉ. Plusieurs selles avec tranchées; malaise général; pouls très petit et faible; nuit très inquiète. (Des bouillons avec quelques cuillerées de vin; plus de muriate.)

54ᵉ. Les douleurs de ventre et le malaise ont cessé; le pouls est moins faible; la diarrhée a diminué. (Du lait, le matin; deux soupes grasses dans la journée.)

Du 55ᵉ au 62ᵉ. Il sort beaucoup de matière fétide par les fistules. La diarrhée, les sueurs nocturnes et la faiblesse générale ont beaucoup augmenté; la toux devient de plus en plus fatigante, la respiration plus difficile; l'émaciation fait des progrès; les nuits sont très inquiètes. (Même régime.)

63ᵉ. Deux médecins sont appelés en consultation et proposent l'amputation; mais ce moyen n'est pas adopté par mon père, car l'observation stéthoscopique lui a démontré l'existence de plusieurs tubercules dans le poumon droit. Toutefois les parens du malade, le malade lui-même, et ces deux nouveaux médecins, insistent beaucoup pour que l'opération soit tentée. En attendant, ceux-ci ordonnent des pilules d'extrait d'opium et la continuation du même régime.

64ᵉ. Quoique la diarrhée soit colliquative, et les sueurs nocturnes très abondantes; quoique la cuisse soit œdémateuse jusqu'au pli de l'aine, et que la carie s'étende tellement sur le corps du fémur, qu'on sera obligé d'amputer la cuisse presqu'à son tiers supérieur; malgré, enfin, que l'opération n'offre aucune chance de succès, on décide qu'elle aura lieu le lendemain; et mon père en est chargé.

65ᵉ. L'amputation est pratiquée à la réunion du tiers moyen avec le tiers supérieur de la cuisse, et suivant le procédé ordinaire en trois temps. Le malade perd 6 à 7 onces de sang; on lie l'artère fémorale et trois autres petites artérioles; on panse la plaie par la méthode ordinaire.

L'examen pathologique du membre amputé nous a fait connaître que les extrémités articulaires du tibia et du fémur, les ligamens croisés, la capsule articulaire et les cartilages étaient presque entièrement détruits ou dégénérés. La cavité articulaire était remplie par une matière pultacée très fétide; le fémur était carié en plusieurs endroits et sa moelle dégénérée; celle-ci était d'ailleurs plus jaune et plus molle que d'ordinaire.

66e. Le malade a passé une nuit assez tranquille; la diarrhée a cessé; le pouls s'est relevé; la toux est mons fréquente. (Un peu de bouillon léger; potion gommeuse avec une once de sirop de pavot, ordonnée par les médecins consultans.)

Du 67e au 69e. Le mieux se soutient. (Même traitement.)

70e. On panse pour la première fois le moignon. Les linges sont imbibés d'une matière purulente claire et fétide; les lèvres de la plaie sont pâles et séparées; le moignon est *aminci*. On renouvelle le même pansement. (Même traitement.)

71e. La toux est plus forte et toujours sèche; la respiration plus difficile; la fièvre ardente; inquiétude extraordinaire; insomnie; suppuration abondante et fétide par le moignon. (Quelques bouillons; deux pilules d'extrait d'opium.)

Du 72e au 74e. Même état. (Même traitement.)

75e. La toux a cessé; la respiration est stertoreuse; sueurs et extrémités froides; pouls imperceptible. — Mort, le soir.

Autopsie. Trois gros tubercules ramollis dans le poumon droit; plusieurs autres petits tubercules épars sur tous les lobes de ce même poumon ; on trouva, en outre, beaucoup de liquide aqueux et purulent épanché dans la cavité thorachique. La plèvre est fortement adhérente sur plusieurs points de la surface pulmonaire droite. Le cœur est dans son état normal ainsi que le tube digestif et tous les autres viscères. Cependant les glandes mésentériques sont engorgées, et quelques unes renferment du pus.

SEPTIÈME OBSERVATION.

Un fermier âgé de soixante et un ans, et de tempérament sanguin, avait eu, dans son enfance, quelques tumeurs glandulaires au cou, qui disparurent lorsqu'il eut atteint l'âge de puberté, et sous l'influence des bains de mer souvent répétés. Il avait encore souffert, à plusieurs reprises, de douleurs rhumatismales, qui semblèrent céder à l'emploi des saignées et des bains minéraux. Parvenu à l'âge de 45 ans, cet homme fit une chute sur le genou droit ; l'articulation se gonfla, et il dut garder le lit pendant plusieurs semaines. On pratiqua quelques saignées générales, et on appliqua des cataplasmes émolliens sur la tumeur. L'enflure du genou et les douleurs surtout ayant augmenté, le malade crut avoir encore à faire à son ancienne affection rhumatismale, et se fit porter aux eaux minérales. Les douleurs diminuèrent un peu, mais le gonflement à l'articulation tibio-fémorale droite persistait toujours. Le malade se soumit à plusieurs traitemens sans en obtenir aucun soulagement. Plusieurs abcès se formèrent et s'ouvrirent autour de l'articulation malade, et depuis trois ans ce pauvre homme ne pouvait quitter son lit, lorsque nous l'avons visité pour la première fois.

Nous trouvâmes le genou très enflé; plusieurs cicatrices profondes couvraient la surface de l'articulation; quelques unes provenaient des abcès déjà cicatrisés, et les autres des moxas qui avaient été appliqués. Trois fistules, dont deux pénétrantes, existaient à la partie interne du genou; deux autres se trouvaient sur la partie externe de la cuisse; on put se convaincre, après avoir sondé ces dernières, que le fémur était carié; il en sortait d'ailleurs beaucoup de matière sanieuse. La rotule était immobile, la jambe étendue et l'articulation ankylosée. Le malade éprouvait des douleurs tellement aiguës dans l'intérieur du genou, que le sommeil lui était impossible autant le jour que la nuit; ces douleurs étaient encore augmentées par le moindre mouvement de la jambe. Maigreur extrême, fièvre lente, un peu de diarrhée. Les organes de la poitrine et de l'abdomen ne présentaient aucun symptôme morbide. La cuisse, au dessus des fistules, était amincie et molle; la jambe et le pied étaient œdématiés, les glandes du pli de l'aine un peu engorgées.

L'amputation du membre était ici le seul moyen qui offrît quelque chance de guérison; mais mon père n'avait pas le courage de la proposer, vu l'ancienneté de la maladie et l'âge avancé du malade. Toutefois les souffrances étaient déjà parvenues à un degré tel, que ce fut le malade lui-même qui demanda l'opération, *car*, suivant ses propres expressions, *il n'avait plus la force de souffrir*. On pratiqua donc l'amputation circulaire au tiers supérieur de la cuisse, et le malade la supporta avec le plus grand courage; on lia l'artère fémorale et deux latérales très petites; la plaie fut pansée comme d'ordinaire, etc. Le malade perdit très peu de sang et jouit, après l'opération, de quelques heures de repos; ce qui ne lui était pas arrivé depuis long-temps. On le mit au régime, sans lui prescrire aucune potion opiacée.

Autopsie du membre amputé. L'articulation, très enflée, était recouverte par des tégumens endurcis et épais; le ligament capsulaire était tellement désorganisé, qu'on ne pouvait en suivre les traces; plusieurs abcès tuberculeux existaient au dedans de l'articulation ; les deux fistules inférieures arrivaient jusqu'à la tête du tibia, convertie en une substance presque charnue; une des fistules supérieures terminait au condyle externe du fémur déjà carié. Les autres conduits fistuleux s'arrêtaient à la surface du corps du fémur; un d'eux seulement pénétrait dans le canal médullaire; la moelle de l'os était à moitié détruite. On trouva très peu de matière purulente dans l'articulation. Les extrémités osseuses avaient fort peu augmenté de volume; la tumeur était, en grande partie, formée par l'épaississement de la peau, du tissu cellulaire, des bourses synoviales et surtout du ligament capsulaire. Les ligamens croisés étaient en partie détruits, et leurs fragmens se réunissaient en une seule masse informe avec les parties voisines. La rotule ne formait qu'un seul corps avec le tendon rotulien et son aponévrose, et avait contracté des adhérences avec les parties sous-jacentes désorganisées.

Du 1er au 5e jour après l'amputation. Calme parfait, sommeil tranquille, appétit, point de fièvre ni de diarrhée. Léger suintement du moignon; pansement ordinaire. Un bouillon, matin et soir.

Du 6e au 8e. Jusqu'au 7e jour, le malade s'est trouvé bien ; la suppuration était peu abondante et de bonne qualité; mais, dans la nuit, il a été atteint soudainement par une fièvre ardente, avec des douleurs aiguës à la tête, suivies bientôt par un délire furieux. Le lendemain matin, malgré l'avis de plusieurs médecins qui avaient été appelés, pendant la nuit, auprès du malade, et qui le jugèrent atteint d'une *affection nerveuse asthénique*, mon père fit pratiquer une saignée de quatre palettes. Cette pratique surprit beaucoup les autres confrères, qui avaient prescrit du vin, de l'opium et du quinquina, substances dont le malade, fort heureusement, n'avait point encore fait usage. Toutefois, on pouvait se convaincre aisément qu'il s'agissait d'une inflammation cérébrale bien caractérisée; et l'état de faiblesse dans lequel se trouvait le malade avant l'amputation ne devait point en imposer après que l'opération avait été pratiquée. En effet, après l'ablation d'un des membres abdominaux, qu'on peut considérer presque comme le quart de la totalité du corps, il est évident que la même quantité de sang ou principe nutritif, venant se distribuer aux trois quarts seulement des parties qu'elle vivifiait auparavant, doit souvent y déterminer des congestions dans les principaux viscères. (Diète rigoureuse; limonade.)

8e *à midi*. Le délire et les douleurs de tête ont un peu diminué; la fièvre est toujours ardente, le pouls très dur et plein; le sang couenneux. (Une saignée de quatre palettes; limonade.)

8e *dans la soirée*. Le délire a cessé; la céphalalgie est très légère; la fièvre persiste toujours; le pouls est toujours plein et dur; le sang couenneux. (Une saignée de trois palettes; limonade.)

9e *jour*. Le malade a passé une nuit tranquille. Le délire et la céphalalgie ont complètement cessé; peu de fièvre; pouls mou; le sang est moins couenneux. La suppuration du moignon est très peu de chose et de bonne nature. (Limonade.)

9e *au soir*. Même état; cependant la fièvre est plus forte, le pouls plus dur et plein. (Une saignée de trois palettes; limonade.)

Du 10e *au* 12e *jour*. Le sang n'est point couenneux; l'irritation cérébrale a disparu. Les deux ligatures des artères latérales sont tombées; la cicatrice avance; apyrexie; appétit. (Deux bouillons.)

Du 13e au 20e. Le malade se trouve bien et désire manger. La dernière ligature est tombée. (Deux soupes et des légumes.)

Du 21e au 25e. Le moignon est entièrement cicatrisé. On est forcé de contenter le vif désir du malade, qui veut absolument un régime plus succulent et un peu de vin.

Du 26e au 28e. Il est bien. (Même régime.)

29e. Douleurs violentes et tension au ventre; envies de vomir; soif; fièvre ardente. (Quarante sangsues à l'abdomen; cataplasmes émolliens, lavemens, limonade.)

29e *au soir*. Il y a une légère amélioration, mais le ventre est toujours ballonné; la constipation opiniâtre et la fièvre continue. (3 onces d'huile de ricin; limonade.)

30e. Plusieurs selles copieuses; ventre souple; apyrexie. (Lavemens; limonade.)

Du 31e au 35e. De jour en jour le malade se rétablit, et désire surtout qu'on lui donne un peu plus à manger. (Quelques soupes légères; des légumes; point de vin ni de viande; on lui recommande de suivre autant que possible un régime végétal, de faire usage des lavemens, et de se faire pratiquer une saignée toutes les fois qu'il se sentira la tête lourde, et, à plus forte raison, lorsqu'il souffrira de violentes céphalalgies.)

Du 36e au 43e. Dans ce court intervalle, et d'après la recommandation qu'on lui avait faite, il a jugé convenable de se faire saigner une fois. Du reste, il se porte très bien, et on lui a déjà préparé la jambe artificielle.

Quelques mois après l'amputation, nous avons encore revu ce fermier, qui jouissait d'une santé parfaite, et, malgré son âge si avancé, il se servait de sa jambe artificielle avec la plus grande facilité. Il nous assura qu'il ne suivait qu'un régime végétal; toutefois, il était encore obligé de se soumettre de temps à autre à des évacuations sanguines.

REMARQUES SUR LES OBSERVATIONS 3, 4, 5, 6 ET 7.

Le malade de la 3e observation a éprouvé, au 41e jour de traitement, des symptômes bien prononcés d'intolérance pour le muriate de baryte; mais cet excès d'action du médicament a été aussi passager que la cause qui l'avait provoqué. Le bain tiède, que le malade avait pris la veille, ayant momentanément et brusquement baissé la diathèse, la capacité de tolérer, comme auparavant, 2 gros de muriate avait diminué, et de là ces symptômes d'intolérance qui nous obligèrent à diminuer la dose du remède. Nous avons observé le même phénomène chez le malade de la 1re observation après la saignée, et chez la malade de la 2e, après avoir pris, en peu de temps, une trop forte dose de muriate. Mais, dans tous les cas, la cause de cette intolérance ayant promptement cessé, nous avons vu les malades pouvoir reprendre les hautes doses de médicament auxquelles ils étaient déjà parvenus.

Au 61e jour du traitement du malade de la 3e observation, on a voulu porter la dose du muriate de baryte à 2 gros et demi; et les symptômes d'intolérance s'étant présentés sans cause connue, on a dû les attribuer à la dose du remède qui dépassait sans doute la capacité morbide du malade. On est donc revenu à la première dose, que nous avons dû diminuer ensuite, suivant la diminution progressive de cette même capacité à tolérer le remède : ce qui arrive, au reste, toutes les fois qu'on approche d'une guérison complète.

Le même malade nous offre encore une remarque qui est digne d'attention. Il a toléré 2 gros de muriate de baryte jusqu'à la fin presque du traitement, et nous n'avons pas vu cette diminution progressive de tolérance qu'on observe, lorsque la maladie diminue sensiblement, et, pour ainsi dire, de jour en jour. Cependant ce fait ne doit point étonner, si l'on réfléchit à ce que le malade, tourmenté par une faim vorace, a beaucoup augmenté sa nourriture; et ce régime plus nutritif, devant nécessairement accroître la diathèse de stimulus, augmentait en même temps la capacité à tolérer le remède. Puisque des causes contre-stimulantes, telles que la saignée, les bains, etc., en diminuant brusquement la diathèse de stimulus, diminuent la capacité à tolérer la dose ordinaire du médicament, il est évident que des causes stimulantes, en augmentant la diathèse de stimulus, doivent augmenter aussi la capacité à tolérer le remède.

La malade de la 4e observation a présenté, au 67e jour de traitement, de très forts symptômes d'intolérance; et, en l'absence de toute autre cause connue, nous avons dû les attribuer à la dose du muriate, supérieure à sa capacité morbide. Peu de jours après, en effet, la malade a pu encore tolérer, et pendant long-temps, les 3 scrupules de muriate qu'elle prenait avant d'en avoir porté la dose à 4. Lorsque la capacité morbide a commencé à diminuer, sous l'influence du muriate de baryte qui en détruisait chaque jour une certaine quantité, nous avons vu paraître des symptômes d'intolérance qui nous ont obligés à diminuer progressivement la dose du remède, et le suspendre enfin, lorsque la diathèse de stimulus a été entièrement détruite.

La malade de la 5e observation, parvenue au 76e jour de traitement, a été empoisonnée par le muriate, parce qu'elle en avait pris, en peu d'heures, une très haute dose; c'est ce qui arriva aussi à la malade de la 2e observation. On a eu recours de suite aux remèdes stimulans les plus énergiques. En revenant à l'usage du muriate de baryte, nous avons dû l'administrer en pastilles, attendu que la malade avait tant de répugnance pour la potion, qu'il lui suffisait de l'approcher de la bouche pour éprouver déjà de fortes nausées, accompagnées même de vomissement.

Il arrive souvent aux personnes malades ce qui a lieu pour ceux qui jouissent d'une bonne santé: si des remèdes ou des alimens ont provoqué le vomissement, on a la plus grande répugnance à les prendre de nouveau. Le médecin aurait grand tort s'il persistait, dans ce cas, à administrer le même remède, ou s'il en déduisait que la capacité morbide est entièrement détruite. On doit alors suspendre le remède, ou l'administrer sous une autre forme et à l'insu du malade, ou en substituer un autre d'une action analogue. La malade de la cinquième observation prit le muriate de baryte en pastilles autant qu'il y eut de la capacité à le tolérer; ce qu'elle n'aurait pu faire si nous avions persisté à le lui administrer en potion; et dès que la diathèse a été entièrement détruite, cette malade n'a pu tolérer le médicament, pas même en pastilles.

Le malade de la sixième observation offre quelques considérations très importantes. Nous avons ici une maladie très grave, à *beaucoup de symptômes et à peu de diathèse,* que le muriate de baryte ni toute autre médication ne pouvaient guérir. La plupart des symptômes étaient produits par des lésions organiques profondes et indestructibles, soit aux poumons, soit au genou, contre lesquelles notre art n'a aucun empire; mais il y avait aussi un peu de diathèse de stimulus qui accompagne toujours les maladies dites organiques, et qui, dans ce cas-ci, était soutenue et augmentée par le régime échauffant que le malade suivait, et surtout par l'opium dont il faisait usage. Nous ne devons donc pas nous étonner si le malade a pu tolérer le muriate de baryte au commencement du traitement, et s'il y a eu quelque amélioration dans son état. En détruisant, par le muriate de baryte, le peu de diathèse de stimulus existant, la maladie devait nécessairement diminuer d'intensité; mais comme ce remède ne peut point détruire les lésions organiques, la maladie devait suivre son cours fâcheux. Pour les mêmes raisons, l'amputation était contre-indiquée, et en la pratiquant on devait s'attendre à accélérer la mort du malade.

Quoique la septième observation n'ait aucun rapport à notre but principal, nous l'avons réunie aux précédentes, pour démontrer que, lorsque la tumeur blanche est une affection locale sans diathèse et n'est accompagnée d'aucune lésion organique de quelque organe essentiel à la vie, l'amputation est le seul moyen curatif qu'on puisse tenter, même chez les vieillards.

Cette observation est encore utile sous le rapport du traitement consécutif énergique qu'on a employé. Vu l'âge avancé du malade, je ne crains pas de dire que peu de praticiens, peut-être, auraient eu le courage de répéter si souvent les évacuations sanguines; et cependant c'était le seul moyen d'éviter une terminaison funeste.

Généralement parlant, j'ai observé que ceux qui suivent la doctrine rasorienne sont fort heureux dans les résultats des grandes opérations qu'ils pratiquent, et peut-être doit-on bien moins l'attribuer à leur adresse qu'au traitement consécutif employé. Les nombreuses substances contre-stimulantes dont ils savent se servir leur assurent de nombreux succès; et, à mon avis, une condition non moins heureuse pour ses résultats est la conviction profonde qu'a l'école rasorienne de l'action stimulante de l'opium. *L'assoupissement plus ou moins prolongé* qui suit immédiatement, et dans la plupart des cas, l'emploi de cette substance peut en imposer un instant sur sa véritable action; mais qu'on multiplie les expériences et les observations pathologiques faites même sur des animaux d'une classe inférieure, et les nombreuses congestions qu'on trouvera dans le centre nerveux prouveront suffisamment la manière d'agir des préparations piacées. Je n'ai jamais vu mon père administrer l'opium après les grandes opérations, à moins qu'il n'y eût, chose très rare, une hémorrhagie *vraiment passive*; il cherche, par contre, à détruire l'inflammation ou à la prévenir même, par des saignées, des remèdes contre-stimulans et un régime sévère.

Je terminerai ici ce que j'avais à dire sur l'emploi du muriate de baryte à haute dose; et je ne doute pas qu'en suivant les principes que nous avons établis on ne parvienne à des résultats aussi heureux que ceux que nous avons obtenus. Je répéterai seulement que, pour obtenir des bons effets de ce médicament, comme de tout autre remède héroïque, il faut s'en servir avec persévérance et discernement; et avant de le suspendre ou d'en diminuer la dose, à la suite de quelques symptômes d'intolérance, il est nécessaire de bien s'assurer si ces mêmes symptômes ne sont pas déterminés par une cause tout à fait indépendante du médicament lui-même, ainsi que cela est arrivé dans quelques uns des cas dont nous venons de tracer l'histoire.

On aurait tort de croire que les rasoriens changent le traitement d'une maladie aussitôt que leur malade manifeste quelque signe d'intolérance. Ils choisissent d'abord un médicament dont les signes d'intolérance ne puissent être confondus avec les symptômes de la maladie; ils suivent avec soin le cours de l'affection ; ils tâchent de bien déterminer si les lésions qu'on observe sont simplement *fonctionnelles* ou *organiques* ; ils prêtent enfin une grande attention à l'état et aux changemens qui surviennent dans le pouls, à l'âge, au tempérament, etc. Et de même que, pour obtenir un bon diagnostic, il faut le baser, non pas sur un seul symptôme, mais sur l'*ensemble* des phénomènes morbides que l'on observe ; de même, pour les rasoriens, il n'y a jamais *tolérance* ou *intolérance*, d'après quelques phénomènes qu'un remède pourra produire momentanément, et dont la cause ne peut pas toujours être connue, mais d'après les effets généraux qu'il détermine dans toute l'économie.

C'est par conséquent à tort que l'on croit la doctrine de Rasori très facile à être mise en pratique. Elle exige une induction continuelle ; et si, parfois, ses principes ont paru faux à ceux qui ont tenté des expériences, ce n'est pas à Rasori qu'on doit adresser des reproches ; ce n'est pas la faute de l'instrument que son génie a su nous fournir, mais bien plutôt celle de l'artiste maladroit qui ne sait ni le manier ni s'en servir.

APPENDICE.

LEÇON DE M. LISFRANC SUR L'EMPLOI DU MURIATE DE BARYTE CONTRE LES TUMEURS BLANCHES (1).

Il y a fort long-temps que le muriate de baryte avait été conseillé contre les scrofules. Dans les ouvrages de matière médicale, on a établi que ce médicament ne devait être donné qu'à une dose extrêmement faible. C'est à M. Pirondi que l'on doit des idées plus exactes sur ce médicament et sur son efficacité. Ce praticien, dont les recherches ont été consignées dans la thèse de son fils, et dans la *Gazette médicale de Paris de* 1834, a expérimenté ce médicament et l'a porté graduellement à une dose si élevée, qu'elle paraît effrayante, c'est à dire jusqu'à 2 gros dans 4 onces d'eau distillée, pris en vingt-quatre heures. Nous avons répété ces essais, et voici le résultat de nos expériences :

On fait dissoudre 6 grains du médicament dans 4 onces

(1) *Gazette médicale de Paris*, 1836, page 215.

d'eau distillée ; toutes les heures, le malade prend une cuillerée à bouche de cette solution, excepté une heure avant et deux heures après le repas. Chose remarquable, il faut que le malade, pour supporter le médicament, s'abstienne de boire du vin et de manger de la viande, et soit soumis à l'eau pure et à une alimentation végétale. Au bout de huit jours, à moins qu'il ne survienne des accidens notables, on porte la dose à 12 grains pour la même quantité d'eau distillée, et ainsi de suite, on va graduellement. Quelques précautions sont indispensables pour assurer l'effet du médicament et pour prévenir quelques accidens ; ainsi l'on recommande au malade de ne pas exposer la bouteille qui contient cette solution à l'action du soleil, parce que, sous cette influence, il se forme un précipité qui rend les dernières cuillerées beaucoup plus concentrées que les premières ; et, pour éviter plus sûrement encore cet inconvénient, le malade devra agiter la bouteille avant de prendre chaque cuillerée de la solution.

Le médicament cause quelquefois des douleurs assez légères vers l'estomac, ou bien une simple pesanteur ; s'il n'y a pas d'autres accidens, on continue, et ordinairement l'estomac s'habitue, les douleurs s'évanouissent. Si, au contraire, des nausées, des vomissemens et autres signes d'irritation gastrique surviennent, si même quelques légers symptômes d'empoisonnement se manifestent, il faut suspendre le médicament pendant quelques jours, y revenir ensuite avec plus de précautions et augmenter plus lentement les doses. Mais il faut faire état ici de l'influence des climats, si justement signalée par Hippocrate, dans son Traité sur les eaux, l'air et les lieux. En effet, tandis qu'à Marseille le muriate de baryte a pu être porté à la dose de 2 gros, nous n'avons pas pu, à Paris, dépasser celle de 48 grains, et souvent nous n'avons pu l'atteindre. Interrogez les malades des numéros 14 et 26 de la salle Saint-Augustin, et vous verrez qu'elles ont éprouvé quelques symptômes d'empoisonnement, légers, il est vrai, la première à la dose de 48, la seconde à la dose de 26 grains. Ces accidens, ayant été combattus avec peu de succès par le vin sucré, conseillé par M. Pirondi, ont été bientôt dissipés par l'emploi du blanc d'œuf. Dans ce moment, nous expérimentons le mercure en frictions sur la plupart de nos malades, et un petit nombre d'entre eux est soumis au muriate de baryte : voici cependant les résultats que nous avons constatés tout récemment, et qu'il est bon de reproduire en détail pour mieux fixer les idées des praticiens.

Un malade du n° 8 de la salle Saint-Louis porte une tumeur blanche au coude ; la dose qu'il prend n'est encore que de 12 grains ; cependant le volume de la tumeur est diminué d'un demi-pouce à sa partie supérieure; au milieu et en bas, la diminution est nulle. Le malade du n° 18, même salle Saint-Louis, porte deux tumeurs blanches, une à chaque coude, et prend maintenant 24 grains du médicament. Le volume de la tumeur, du côté droit, n'a pas changé en haut ; il a diminué de deux lignes au milieu et de deux lignes également en bas. Du côté gauche, il y a une diminution de volume d'un demi-pouce en haut, d'un demi-pouce au milieu et d'un tiers de pouce en bas. Ces deux malades sont assez manifestement scrofuleux.

La malade du n° 14, salle Saint-Augustin, porte une tumeur blanche du genou ; elle prend actuellement 36 grains; depuis la dernière fois qu'on a pris les mesures, la tumeur a diminué d'un pouce et demi en haut, d'autant au milieu et d'un pouce en bas. Cette malade a une constitution légèrement scrofuleuse.

La malade du n° 26, même salle, n'est pas scrofuleuse; elle porte aussi une tumeur blanche du genou, et prend maintenant 26 grains de muriate de baryte par jour. La tumeur, depuis les dernières mesures, a diminué d'un pouce et quart en haut, d'un pouce et demi au milieu, d'un pouce enfin à la partie inférieure. Tous les résultats que nous venons d'indiquer ont été obtenus en quinze jours.

Chez les malades nombreux que nous avons soumis à cette méthode dans le cours de l'été dernier, nous avons obtenu des effets analogues; et voici, en définitive, les conclusions auxquelles nous sommes arrivés aujourd'hui.

1°. En général, la tumeur blanche a été beaucoup amendée; la guérison a été quelquefois obtenue.

2°. Les succès ont été plus marqués chez les malades scrofuleux; résultat déjà démontré par M. Pirondi.

3°. Dans des cas assez rares, le muriate de baryte seul a obtenu la guérison.

4°. Au bout d'un certain temps, l'état de la maladie étant devenu plus stationnaire, il a fallu revenir à une autre méthode. Plus tard, le muriate de baryte, employé de nouveau sur le même sujet, a produit d'excellens effets.

5°. La méthode peut réussir contre les tumeurs blanches à l'état aigu et à l'état chronique.

6°. Jamais des accidens graves n'ont eu lieu par l'emploi du médicament; les accidens légers que nous avons observés ont toujours cédé très facilement et très promptement aux moyens simples que nous venons d'indiquer.

7°. Un effet non pas constant, mais assez fréquent, a

été le ralentissement de la circulation; plusieurs malades offrant dans l'état ordinaire 60 à 80 pulsations n'en ont présenté que 40 à 50, et même 25 sous l'influence du médicament.

8°. Nous avons vu, dans certaines circonstances, le médicament, continué pendant un mois à la dose de 12 grains, produire autant d'amendement que si, comme chez d'autres malades, la dose du muriate de baryte avait été graduellement augmentée.

9°. N'omettons pas de faire remarquer que les accidens légers éprouvés par nos malades se sont fait observer le plus ordinairement lorsque le muriate de baryte, employé déjà à une dose assez élevée, produisait les effets les plus avantageux sur la maladie, et en avait presque amené la guérison.

10°. Nous avons souvent associé au muriate de baryte la compression ou les évacuations sanguines locales, par exemple; et souvent aussi de la combinaison de ces moyens ont résulté des effets extraordinairement avantageux.

FIN.

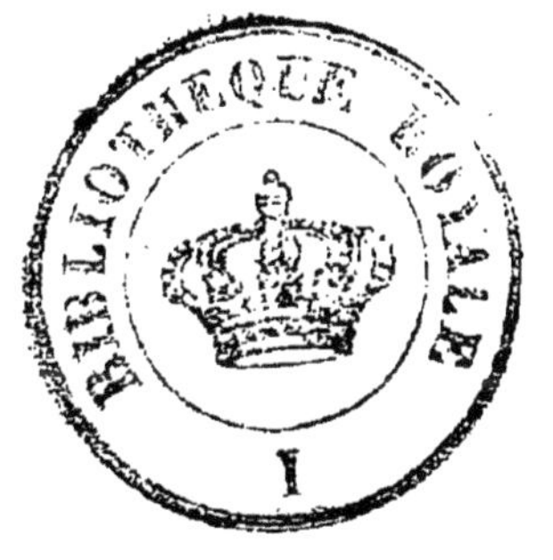

TABLE
DES MATIÈRES.

PREMIÈRE PARTIE.

SECONDE PARTIE.

Pages.

Traitement de la tumeur blanche par le muriate de baryte.

www.ingramcontent.com/pod-product-compliance
Ingram Content Group UK Ltd.
Pitfield, Milton Keynes, MK11 3LW, UK
UKHW021058200726
13857UKWH00003B/998